糖尿病

中医护理实践手册

MANUAL OF TRADITIONAL CHINESE MEDICINE NURSING FOR DIABETES MELLITUS

主　审 / 武义华

主　编 / 管玉香　方朝晖

副主编 / 吴雪兰　施　琴

编　委 /（按姓氏笔画排序）

丁思程　于东东　王　静　尤　琴

方朝晖　石国斌　刘欣雨　李亚芳

杨国芳　吴　昊　吴池艳　吴雪兰

张晓楠　张静娴　武琼华　罗　曼

施　琴　洪雅华　徐海霞　郭　玲

曹　慧　程　梅　程胜娟　傅海静

储玲玲　管玉香

中国科学技术大学出版社

内 容 简 介

本书全面介绍了糖尿病的护理知识，主要包括糖尿病再认识、糖尿病医学营养治疗及食疗茶饮、糖尿病运动康复、糖尿病中医护理技术、糖尿病特殊状况调护、糖尿病情志调理、糖尿病健康教育模式及中医特色健康教育路径、糖尿病护理关键技术。

本书图文并茂，内容丰富，理论与实践有机结合，注重临床的实用性和可操作性，可供广大糖尿病患者、家属及易患人群阅读，也可供相关临床护理人员参考。

图书在版编目(CIP)数据

糖尿病中医护理实践手册/管玉香，方朝晖主编. —合肥：中国科学技术大学出版社，2021.5(2023.9 重印)
ISBN 978-7-312-05226-2

Ⅰ. 糖… Ⅱ. ①管… ②方… Ⅲ. 糖尿病—中医学—护理学—手册 Ⅳ. R248.1-62

中国版本图书馆 CIP 数据核字(2021)第 088928 号

糖尿病中医护理实践手册
TANGNIAOBING ZHONGYI HULI SHIJIAN SHOUCE

出版 中国科学技术大学出版社
安徽省合肥市金寨路 96 号，230026
http://press.ustc.edu.cn
https://zgkxjsdxcbs.tmall.com
印刷 合肥市宏基印刷有限公司
发行 中国科学技术大学出版社
经销 全国新华书店
开本 710 mm×1000 mm 1/16
印张 11
字数 216 千
版次 2021 年 5 月第 1 版
印次 2023 年 9 月第 3 次印刷
定价 50.00 元

序

护理学是一门独立的应用科学。随着全球疾病谱的变化,护理工作在维护和促进人类健康中的作用愈发重要。中医护理是中医药学的重要组成部分,在慢性疾病预防、康复中有独特优势。糖尿病是一种终身性慢性疾病,病程长、发病率高、并发症危害大。目前我国糖尿病患者人数居全球第一,糖尿病人数的过快增长给国家、家庭和个人带来沉重负担。糖尿病目前尚无根治办法,而中医药在预防糖尿病发生、改善症状、延缓并发症进展、提高患者生活质量等方面具有优势。发挥中医药在维护和促进人民健康中的独特作用已作为国家战略被提出,普及中医养生保健知识和方法,倡导和推广健康工作和生活方式越来越重要。

参与本书编写的成员绝大多数是糖尿病专科的护士,她们受过系统、规范的培训,有较扎实的理论功底和丰富的实践经验。全书内容包括糖尿病再认识、糖尿病医学营养治疗及食疗茶饮、糖尿病运动康复、糖尿病中医护理技术、糖尿病特殊状况调护、糖尿病情志调理、糖尿病健康教育模式及中医特色健康教育路径、糖尿病护理关键技术。书中介绍的中医护理技术手段丰富,包括艾灸、耳穴埋豆、中药穴位贴敷、中药眼部雾化、中药足部泡洗、糖尿病足溃疡中药换药等。在阐述中医护理技术时,书中描述细致、具体并附有代表性图片,使读者可以更加直观、清晰地理解。

本书可以为广大护士采用中医护理方法对糖尿病患者进行干预提供参考,为公众进行糖尿病食疗、茶饮、运动等康复保健提供指导。编委会成员广泛收集了糖尿病的中医护理方法与技术,征求专家意见,结合糖尿病中西医最新的理论知识与实践,最终编成此书。期待此书能为广大糖尿病患者或前期人群提供实用的中西医相结合的护理方法,能为糖尿病专科护士的临床护理工作提供指导,为医疗机构提高糖尿病诊治的综合管理水平做出贡献。

中华护理学会糖尿病专委会主任委员

2021 年 4 月

前　言

糖尿病是一种终身性疾病，患病人数在全球呈逐年上升的趋势。我国20岁以上成年人糖尿病患病率约为9.7%，总数已达9240万。目前我国糖尿病患者人数居全球第一，已成为糖尿病重灾区。

中医药学包含着中华民族几千年的健康养生理念与实践经验，是中华文明的瑰宝，中医护理是中医药学的重要组成部分，是体现中医特色优势的重要方面。目前，中共中央、国务院发布的《关于促进中医药传承创新发展的意见》将中医药传承创新发展作为国家战略提出。"三分治，七分养"突出了护理在卫生健康事业中的重要作用，中医护理更是充分体现了"七分养"的独特功效，越来越受到公众的关注和认可。糖尿病作为一种常见的慢性疾病，中医手段的应用能有效减轻患者症状、延缓并发症的发生、提高患者生活质量。编写出版《糖尿病中医护理实践手册》，旨在提高护士和公众对糖尿病中医护理的认识和运用，促进糖尿病治疗水平的提高。

全书共分为8个章节，主要阐述了糖尿病再认识，糖尿病医学营养治疗及食疗茶饮，糖尿病运动康复，糖尿病中医护理技术，糖尿病特殊状况调护，糖尿病情志调理，糖尿病健康教育模式及中医特色健康教育路径，糖尿病护理关键技术。书中介绍的中医护理技术手段丰富，包括艾灸、耳穴埋豆、中药穴位贴敷、中药眼部雾化、中药足部泡洗、糖尿病足溃疡中药换药、穴位按摩、中药灌肠、中药热奄包等。本书在阐述中医护理技术时，秉承简便、实用、有效的原则，力求贴近临床，并附有代表性图片，使读者更加直观、清晰地理解。

本书图文并茂，内容丰富，理论与实践有机结合，注重临床的实用性和可操作性，可供广大糖尿病患者、家属及易患人群阅读，也可供相关临床护理人员参考。

本书经过编委们多次讨论、反复修审，力争做到编写内容符合实际需要。由于编者水平有限，在编写过程中难免存在疏漏之处，敬请广大读者提出宝贵意见，以便进一步修订完善。

《糖尿病中医护理实践手册》编委会

2021 年 4 月

目 录

第一章　糖尿病再认识

第一节　中医对糖尿病的认识

糖尿病属中医“消渴病”范畴。从《素问·奇病论》到《证治准绳·消瘅》，对“消渴病”临床症状的认识逐渐清晰明确，并有了不同的辨证分型，病名也以“消渴”较为多见，这是根据患者消瘦、多饮的症状命名的。根据病机及症状的不同，《黄帝内经》(以下简称《内经》)还有消瘅、膈消、肺消、消中等名称的记载。

一、中医对消渴病病因的认识

(一) 糖尿病前期或新诊断的糖尿病

糖尿病前期属中医“脾瘅”范畴。现代医学认为新诊断的2型糖尿病是胰岛β细胞功能受损，而胰腺功能归属于中医学“脾”的范畴。《素问·经脉别论》所载：“饮入于胃，游溢精气，上输于脾，脾气散精，上归于肺，通调水道，下输膀胱，水精四布，五经并行。”胃为水谷之海，与脾相表里，故饮食不节，损伤脾胃，则脾失健运，胃失和降。脾虚不能升清，则血中之“糖”(水谷精微)不能输于内脏，营于四肢，只能滞留于机体，日久则发生消渴病。糖尿病前期或新诊断的2型糖尿病患者的病因多为嗜食肥甘厚味，食郁为其发病基础，继而出现痰浊，日久化热。

(二) 临床糖尿病

糖尿病的病因主要有先天禀赋异常、五脏柔弱、素体阴虚、过食肥甘、情志失调、久坐少动、运动量减少等。禀赋异常为内因，饮食情志为外因，内外因相合而致糖尿病。

1. 先天禀赋异常

早在春秋战国时代,医者即已认识到先天禀赋不足,是引起消渴病的重要内在因素。《灵枢·五变》记载:“五脏皆柔弱者,善病消瘅”,其中尤以阴虚体质最易罹患。

2. 过食肥甘

“数食甘美而多肥,肥则令人内热,甘者令人中满。”长期过食肥甘、醇酒厚味、辛辣香燥、损伤脾胃,致脾胃运化失职、积热内蕴、化燥伤津、消谷耗液,发为消渴。《素问·奇病论》记载:“此肥美之所发也,此人必数食甘美而多肥也,肥者令人内热,甘者令人中满,故其气上溢,转为消渴。”

3. 五志过极

五志即喜、怒、忧、思、恐五种情志,亦泛指各种精神活动,是以五脏精气为其物质基础。这些活动过度,就会损及五脏精气,或引起脏腑气机失调,产生疾病。长期过度的精神刺激,如郁怒伤肝、肝气郁结,或劳心竭虑、营谋强思等,以致郁久化火、火热内燔、消灼肺胃阴津而发为消渴。正如《临证指南医案·三消》所载:“心境愁郁,内火自燃,乃消症大病。”

4. 房事不节

房事不节,劳欲过度,肾精亏损,虚火内生,则火因水竭益烈,水因火烈而益干,终致肾虚肺燥胃热俱现,发为消渴。如《外台秘要·消渴消中》记载:“房劳过度,致令肾气虚耗,下焦生热,热则肾燥,肾燥则渴。”

5. 热病火燥

由于阴津亏损、燥热偏盛,以阴虚为本、燥热为标,两者互为因果,阴愈虚则燥热愈盛,燥热愈盛则阴愈虚。消渴病变的脏腑主要在肺、胃、肾,尤以肾为关键。三脏之中,虽可有所偏重,但往往又互相影响。

二、中医对消渴病病机的认识

1. 阴虚燥热说

该学说认为其本在阴虚,燥热为标。

2. 气虚说

该学说认为关键在肺脾气虚,重点在脾气虚。

3. 气阴两虚说

该学说具有广泛的代表性,认为发病机理为燥热伤阴、阴损气耗,致气阴两虚。消渴病越久,变生虚证越多,病末之羸弱状越难复。临床多以阴虚和气虚辨之,生理上,气存于阴、血,为其所载,所以消渴之初燥热伤阴,由于气和阴的相互依存、互根互用关系，导致气由阴伤则无所载，必游溢剽悍或助体为用，此为正道；或助燥热之邪，炼阴伤阴更甚，此为邪道；或随阴液（病汗、溲便）而出，此为自损之道。三道为用则阴伤气亦伤，气伤而阴液无所摄，阴伤更甚，终至气阴两伤，治当益气养阴。

4．瘀血说

许多临床观察及实验研究认为瘀血为贯穿消渴病发病始终的重要病机，特别是消渴后期，虚实夹杂，变证丛生，出现消渴痹症、中风和胸痹等。

5．脏虚络痹说

该学说认为消渴病久必瘀阻络脉，叶天士在《叶氏医案存真》中说："久发、频发之恙，必伤及络，络乃聚血之所，久病必瘀闭。"表明消渴病久而伴有痹痛、瘙痒、迷闷、痞块、疼痛、癃闭、遗溺等症，皆是瘀血使然。《素问·痹论》曰："病久入深，营卫之行涩，经络时疏，故不通。"说明久病致虚，正虚致瘀，消渴病病程缠绵，生瘀也是必然。消渴病久必邪客于络，络为躯体之部分也，细小而全身布散。消渴病久必致体虚，于经者，经气虚不能推动经血以常速运行；于络者必有血滞，血中之精久不能归位而变化成毒，毒随气血渗灌于络外或附体，紊乱机用，或毁形败体。未渗之毒于络之迂回处必附于络体，聚而不散则发病，此者瘀与毒相因互结致病情深重；于直行处者，或附体，紊乱机用，或毁形败体，或聚而不散则发病，此病情较之微轻。消渴病久变证诸多，与瘀血阻络，瘀毒阻络，损伤络道有关系。瘀血阻络时，出现局部疼痛或失养麻木等各种症状；瘀毒阻络时，形成溃烂、痈疮或局部功能紊乱，同时也是五官、肢体末端病变的主要病机所在。

三、消渴病的转归及预后

消渴病常病及多个脏腑，病变影响广泛，未及时医治以及病情严重者，常可并发多种病证，如肺失滋养，日久可并发肺痨；肾阴亏损，肝失濡养，肝肾精血不能上承于耳目，则可并发白内障、雀目、耳聋；燥热内结，营阴被灼，脉络瘀阻，蕴毒成脓，则发为疮疖痈疽；阴虚燥热，炼液成痰，以及血脉瘀滞，痰瘀阻络，蒙蔽心窍，则发为中风偏瘫；阴损及阳，脾肾衰败，水湿潴留，泛滥肌肤，则发为水肿。纵观消渴病的自然发病过程，常以阴虚燥热为始，病程日久，可导致阴损及阳，血行瘀滞，而形成阴阳两虚，或以阳虚为主，并伴血脉瘀阻的重证，且常出现各种严重的并发症。

四、消渴病及前期的预防与调摄

本病除药物治疗外，注意生活调摄具有十分重要的意义。正如《儒门事亲·三消之说当从火断》所载："不减滋味，不戒嗜欲，不节喜怒，病已而复作。能从此三者，消渴亦不足忧矣。"其中，尤其是节制饮食，具有基础治疗的重要作用。在保证机体合理需要的情况下，应限制油脂的摄入，限制食用单糖类食物，饮食宜以适量米、麦、杂粮，配以蔬菜、豆类、瘦肉、鸡蛋等，定时定量进餐。戒烟、酒、浓茶及咖啡等。保持情志平和，制订并实施有规律的生活起居制度。应用中医"治未病"理论建立糖尿病前期"三早"防治体系，该理论创新性地将中医"治未病"理论引入糖尿病前期阶段的防治，着眼于未病先防，既病防变。"早预防"即未病养生，针对糖尿病高危人群，通过中医的理念达到"法于阴阳，和于术数，食饮有节……故能形与神俱，而尽终其天年，度百岁乃去"。强调遵循养生法则，避免疾病的发生。"早干预"即既病防变，针对糖尿病前期人群，通过基于食物性味的食疗、八段锦、参术调脾颗粒等中医的综合方法达到"上工救其萌芽……不败而救之"，"适中经络，未流传脏腑，即医治之"，强调早发现、早治疗，把糖尿病控制在萌芽状态。"早防变"即病后防复，针对糖尿病患者通过中西医降糖优化方案达到"见肝之病，则知肝当传之与脾，故先实其脾气"，"常须安不忘危，预防诸疾也"，强调全身调理，温和降糖，综合治疗，血管保护，减少糖尿病血管病变的发生，降低糖尿病心脑血管终点事件的危害。

第二节　现代医学对糖尿病的认识

糖尿病(Diabetes Mellitus, DM)是一组以慢性血葡萄糖(简称血糖)水平增高为特征的代谢性疾病，是由胰岛素分泌和(或)作用缺陷引起的。长期碳水化合物以及脂肪、蛋白质代谢紊乱可引起多系统损害，导致眼、肾、神经、心脏、血管等组织器官的慢性进行性病变、功能减退及衰竭；病情严重或应激时可发生急性严重代谢紊乱，如糖尿病酮症酸中毒(DKA)、高血糖高渗状态等。中国的古人发现蚂蚁吸食糖尿病患者的尿液，国外亦有人注意到糖尿病患者的尿和血液有甜味，"糖尿病"这一名称就是来源于此。糖尿病是发病率高且严重危害人类健康的疾病之一。随着人们生活水平的提高和生活方式的改变，糖尿病的发病年龄逐渐年轻化，青少年与儿童糖尿病的发病率在逐年上升，2007 年全球儿童人数约 18 亿，糖尿病患病率约为 0.02%，虽然 1 型糖尿病(T1DM)在青少年与儿童中仍是最普遍的，但是发病率呈迅速上升的 2 型糖尿病(T2DM)也引起了全世界的广泛关注。2013 年，我国慢性病及其危险因素监测显示，18 岁及以上人群糖尿病患病率约为 10.4%。

一、糖尿病的分型及原因

1. T1DM

T1DM是由于免疫损伤导致部分或全部胰岛β细胞破坏引起的糖尿病，在大部分西方国家，T1DM占青少年与儿童糖尿病患者总数的90%。全世界每年大约有80000例15岁以下的儿童被诊断为T1DM。T1DM的发病率在不同国家间甚至同一国家不同种族间有较大的差异，发病率最高的是芬兰，约为62/100000。亚洲T1DM的发病率较低，其中，日本约为2/100000，中国上海约为3.1/100000。近几十年，青少年与儿童T1DM的发病率在全球范围内呈上升趋势，尤其是5岁以下的儿童，上升趋势显著。青少年与儿童T1DM的病因复杂，一般认为是遗传、免疫和环境等因素综合作用的结果。

2. T2DM

T2DM是由于胰岛素分泌不足或胰岛素抵抗导致的一类糖尿病，可发生在任何年龄，但以成人多见，占糖尿病发病总数的90%～95%。在过去的几十年里，T1DM被认为是青少年与儿童糖尿病的主体，但近几年青少年与儿童T2DM大量出现，逐渐引起人们关注。对于T2DM这种迅速上升的趋势，可能与现在青少年和儿童肥胖率上升及缺少体育运动有关。T2DM是一组复杂的代谢性疾病，除遗传因素，还与社会、个人行为和环境等多种危险因素有关。

3. 妊娠糖尿病

妊娠糖尿病(GDM)是发生于孕妇妊娠期的糖代谢异常，为妊娠期常见的内科疾病之一。现代生活条件好，孕妇进补多，又缺乏一定的运动，妇女在怀孕期葡萄糖耐受性发生异常，增加了孕妇患妊娠糖尿病的风险。

4. 特殊类型糖尿病

少数特殊类型糖尿病，主要包括青年人中的成年发病型糖尿病(MODY)和新生儿糖尿病(NDM)等单基因糖尿病。目前，已知的单基因病种类超过40种，每种都有各自典型的临床表现和遗传方式。

二、糖尿病的危害

糖尿病对身体的危害是多方面的，主要是对心脑血管、肾脏、周围血管、神经等的危害。

1. 对心脑血管的危害

心脑血管并发症是糖尿病致命性并发症。

2．对肾脏的危害

由于高血糖、高血压及高血脂，肾小球微循环滤过压异常升高，促进糖尿病肾病发生和发展。早期表现为蛋白尿、水肿，晚期发生肾功能衰竭，是1型糖尿病最主要的死亡原因。

3．对周围血管的危害

主要以下肢动脉粥样硬化为主，糖尿病患者由于血糖升高，可引起周围血管病变，导致局部组织对损伤因素的敏感性降低和血流灌注不足，在外界因素损伤局部组织或局部感染时较一般人更容易发生局部组织溃疡，最常见的部位就是足部，故称为糖尿病足。

4．对神经的危害

糖尿病神经病变以周围神经病变和植物神经病变最常见。

三、糖尿病的预防

（1）多懂点：健康知识多懂点，防治措施多懂点。

（2）少吃点：油脂食物少吃点，营养科学，平衡膳食。

（3）勤做点：家务劳动勤做点，做到每天锻炼30 min，每周锻炼5 d以上。

（4）放松点：学会心理调节，保持良好心态。

糖尿病发病率逐年剧增和糖尿病的防治是目前人类在解决糖尿病问题上的重要矛盾，我们要高度重视如何更好地解决这一矛盾。人体的物质代谢是相互关联的，氨基酸可以生糖、生酮，糖和脂都经过三羧酸循环，并提供能量；维生素构成辅酶（基）和矿物质一起参与代谢的调节。因此，在研究糖尿病时我们应该同时关注糖、脂、蛋白、维生素和矿物质的代谢情况，而不是仅仅关注糖代谢；在研究糖代谢时，也不应只注重胰岛素这一唯一的降糖激素，理应关注所有与糖代谢有关的酶和激素。临床应摆脱器官医学的桎梏，把患者作为一个完整的机体去思考，而不是“头痛医头，脚痛医脚”。

第二章　糖尿病医学营养治疗及食疗茶饮

第一节　糖尿病医学营养治疗

一、概述

在糖尿病的综合治疗中，医学营养治疗是基础治疗，通过合理控制饮食，维持机体正常生存并调整机体代谢失衡，达到以下目标：① 保持正常体重，让超重和肥胖的糖尿病患者减轻体重，消瘦者增加体重。② 达到并维持最佳的代谢水平（包括血糖和糖化血红蛋白水平，低密度脂蛋白胆固醇、高密度脂蛋白胆固醇和总胆固醇水平、血压和体重），以预防和治疗糖尿病急、慢性并发症。如果未达到血糖控制指标，则需要及时调整营养治疗方案。③ 供给充足的营养，保证儿童、青少年的生长发育以及孕妇、乳母、成人及老人的营养需要。

1. 糖尿病营养治疗的历史回顾

在1921年以前，“完全饥饿疗法”是糖尿病营养治疗的基本方法，但会导致低血糖和酮症及蛋白质热量营养不良；1921～1950年，研究者采用“单纯主食控制法”，限制糖类摄入，脂肪供能比升至70%，但因饱和脂肪酸（SFA）摄入过高，患心血管病的危险性随之增加；1950～1990年，糖类供能比升至60%～65%，脂肪降至25%～30%，但未解决SFA摄入过高的问题，单不饱和脂肪酸（MUFA）和多不饱和脂肪酸（PUFA）的适宜比例亦未明确。

2. 中国饮食结构的三次变迁

脂肪摄入量逐年增加；脂肪供能比与慢性病患病风险呈正相关；碳水化合物含量与糖尿病发病率呈负相关。

无论哪种类型的糖尿病患者，均不可忽视对饮食的控制，否则即使用了一定的药物也不会取得良好的疗效。糖尿病患者的营养治疗强调个体化，要结合患者的文化背景、生活方式、经济条件等，由有经验的营养师和患者共同制订适合个体的、切实可行的营养治疗方案并予以实施。

二、糖尿病的营养治疗原则

糖尿病患者的饮食原则应该是：在控制总能量的基础上供给适当比例的碳水化合物、脂肪、蛋白质、膳食纤维和微量营养素，超重和肥胖者应减轻体重。

（一）能量

要合理控制全日总能量。人体的一切活动都与能量代谢分不开，人体每天需要的能量主要来自食物。膳食中提供的蛋白质、脂肪、碳水化合物在体内氧化释放能量，称为产能营养素。能量的供给应与人体的需要保持平衡，当供大于求时，多余的能量就转化为脂肪储存在体内，导致体重超重或肥胖，产生胰岛素抵抗。能量供给长期不能满足机体的需要时，会导致消瘦、营养不良、生长发育迟缓等。糖尿病患者的能量供给以能维持标准体重或略低于标准体重为宜。对消瘦患者则要增加饮食中的能量供给，使体重逐步趋于理想。应根据患者不同的体型、劳动强度等确定能量供给。

（二）碳水化合物（糖类）

碳水化合物是人体各组织细胞的重要成分，也是供给人体能量最主要的来源。根据最新的分类，可将碳水化合物分为糖（单糖、双糖、糖醇）、低聚糖（异麦芽低聚糖、海藻糖、低聚果糖、大豆低聚糖等）和多糖（淀粉多糖、非淀粉多糖、活性多糖、结合多糖等）。每克碳水化合物在体内氧化可产生 4 kcal 能量。使血糖达到正常水平是营养治疗的目标，控制膳食中碳水化合物的总量是控制血糖的关键。对糖尿病患者膳食中的碳水化合物总量要适当加以限制，但不宜限制过低，建议碳水化合物占总能量的 50%～65%。在控制总能量的基础上适当提高碳水化合物含量，可以提高机体组织对胰岛素的敏感性，改善糖耐量。但也要根据患者的具体情况，对于病情较重、空腹血糖在 11.1 mmol/L（200 mg/dL）、尿糖较多的患者，则需暂时较严格限制对碳水化合物的摄入量，主食量不宜超过 200 g/d，但也不宜少于 150g/d。待病情得到控制，胰岛功能有所改善再增加主食量；对单纯采用饮食控制者，碳水化合物的摄入量应适当减少；轻体力劳动者和老年人主食量一般不要超过 300 g/d。根据不同的劳动强度，一般患者饮食中碳水化合物含量为 200～400 g，折合为主食，每日 250～450 g（5～9 两）。同时应供给膳食纤维含量丰富的食物，以免因增加碳水化合物引起高甘油三酯血症。碳水化合物主要来源于各种谷类，根茎类蔬菜、水果、乳类、坚果类等也含有不同数量的碳水化合物。

食物中碳水化合物的种类、结构以及食物的化学成分、物理性状、加工方法等影响其在体内的消化吸收，从而影响餐后血糖。1984年，Jenkins首次提出了食物的血糖生成指数(glycemic index，GI，简称血糖指数)的概念。GI值是指含50 g碳水化合物的食物与相当量的葡萄糖在餐后一定时间(一般为2 h)内引起的血糖反应水平的百分比值，反映食物与葡萄糖相比升高血糖的速度和能力。通常把葡萄糖的血糖生成指数定为100。血糖指数的计算公式为

$$\text{血糖指数} = \frac{\text{食物餐后 2 h 血浆葡萄糖曲线下总面积}}{\text{等量葡萄糖餐后 2 h 血浆葡萄糖曲线下总面积}} \times 100\%$$

食物GI表示某种食物与葡萄糖相比升高血糖的速度和能力，是衡量食物引起餐后血糖反应的一项有效指标。葡萄糖作为参照物，GI为100；果糖较低，GI为23，蔗糖的GI为65。

影响食物升糖指数的主要因素：

(1) 构成该食物中碳水化合物的组成特性，食物中直链淀粉与支链淀粉的消化率不同，支链淀粉消化更快，因其结构易被消化酶接触和降解。支链淀粉含量高的食物如糯米、黏玉米，GI较高，而含直链淀粉比例高的豆类则相反。

(2) 食物中其他营养成分的影响。膳食纤维、蛋白质可显著降低食物的GI，而脂肪对GI的影响不显著，但有降低GI的趋势。

(3) 食物的形状、特征。较大的食物颗粒被细胞壁包裹或深陷于食物颗粒内部，减少了消化酶与淀粉酶的有效接触面积，较大颗粒的食物由于需要经过咀嚼和胃的机械磨碎过程，从而减缓了消化吸收的速度。加工越细的食物，越容易被吸收，升糖作用也越大。例如，绿豆的GI为27.2，豆沙的GI为46.15。

(4) 淀粉的制造工艺。不同的加工技术与流程方法将影响淀粉的消化率，如在水中或高温下，淀粉链更易于断裂、糊化，从而易于迅速溶解。烹调时间越长，食物的GI也越高。富含膳食纤维、抗性淀粉或其他不消化的碳水化合物食物，如生的白薯、土豆、未成熟的水果等GI低。

怎样利用GI指导糖尿病患者膳食?

(1) 选择低GI和中GI的食物。碳水化合物组成不同，血糖升高指数不同。糖尿病患者膳食中碳水化合物尽量不用或少用单糖和双糖类，应严格限制蜂蜜等纯糖食品，甜点等尽量不食用。

(2) 合理搭配食物。选择高GI食物时，搭配低GI食物混合食用。例如，米饭的GI约为83，米饭+猪肉的GI约为72，米饭+猪肉+芹菜的GI约为57。如粗杂粮的升糖指数较低，但是口感较差，而细粮升糖指数较高，粗细粮搭配，混合膳食

GI比单一膳食GI低，既可以改善口感，又可以降低升糖指数。

(3) 选择科学的加工与烹调方法。粮食在精加工过程中，不仅会损失一些营养素，同时由于研磨颗粒变细，更利于吸收，升糖指数增高。如糙米饭的GI为70，精米饭的GI为83.2。

人们把GI>70的食物定为高GI食物；55≤GI≤70的食物定为中GI食物；GI<55的食物定为低GI食物。摄入高GI的食物会使血糖大幅度升高并快速回落，而摄入低GI的食物后血糖仅轻度或中度升高并缓慢回落，刺激胰岛素分泌也少，不会出现低血糖现象，低GI的食物既可增加饱腹感，又可有效控制餐后胰岛素和血糖异常，有利于保持血糖水平的稳定。但是由于GI只反映食物对血糖的影响，不显示食物的能量及其营养素含量，所以GI也有其局限性，如脂肪含量高的食物虽然GI不高，但是多吃会引起肥胖，故糖尿病患者也不宜多食。表2.1列出了常见水果和糖类的GI。

表2.1　常见水果和糖类的GI

常见水果	GI	常见糖类	GI
西瓜	72	果糖	23
菠萝	66	乳糖	46
樱桃	22	蔗糖	65
李子	24	蜂蜜	73
柚子	25	白糖	83.8
鲜桃	28	葡萄糖	100
生香蕉	30	麦芽糖	105
熟香蕉	52		
梨	36		
苹果	36		
柑	43		
葡萄	43		
猕猴桃	52		
芒果	55		

糖尿病患者选择食物时还可参考血糖负荷(glycemic load，GL)。GL是用食物的GI乘以其碳水化合物含量得出的数值，可以用于定量评定某种食物或总体膳食模式升高餐后血糖的能力。GL比GI内涵更广泛、更敏感。比如胡萝卜(GI>70)属于高GI食物，其实，胡萝卜的碳水化合物含量很低，其GL也很低，日常食用

量不会引起血糖和胰岛素大幅度的变化。如西瓜和苏打饼干的血糖指数都是72，100 g苏打饼干含碳水化合物约76 g，其GL＝72×76/100＝54.72；100 g西瓜所含碳水化合物只有7.5 g，其GL＝72×7.5/100＝5.4。两者的GL相差10倍之多。可见，西瓜血糖指数虽较高，但若少量食用（如100 g），对血糖影响并不显著。

膳食纤维是一类不能被人体消化吸收利用的多糖，主要存在于植物性食物中。根据其溶解性可分为不可溶性和可溶性膳食纤维两大类，前者主要有纤维素、不溶性半纤维素、木质素、抗性淀粉等；后者主要有果胶、魔芋多糖、瓜儿胶、阿拉伯胶等。膳食纤维在糖尿病的防治方面有其独到的作用。许多研究显示，膳食纤维特别是可溶性膳食纤维可以延缓胃的排空；膳食纤维在肠道内遇水可与葡萄糖形成黏胶，减少小肠对糖的吸收，使餐后血糖曲线趋于平缓，改善糖耐量。膳食纤维可以增加饱腹感，减少饥饿感，防止因多食而导致摄入过多的能量，有利于患者保持适宜的体重，维持血糖平稳。但是过多地摄入膳食纤维也有可能影响其他营养素的吸收并导致胃肠道不耐受的问题，目前认为糖尿病患者的膳食纤维摄入量应与正常人相同，为30～40 g/d，膳食纤维的来源应尽量来自天然食物。富含膳食纤维的食物有：粗杂粮（如荞麦、燕麦、全麦面包）、薯类、绿叶蔬菜、豆类、藻类、水果等。

（三）蛋白质

蛋白质是人体细胞的重要组成部分，对人体的生长发育、组织的修复、细胞的更新，发挥着极为重要的作用。它是人体内重要的酶、激素、抗体的原料。膳食中蛋白质的摄入应占总能量的15%～20%，每克蛋白质可产生4 kcal能量。蛋类蛋白质含量为12%，氨基酸组成与人体需要最为接近，优于其他动物性蛋白，是很经济的优质蛋白质来源。鱼类蛋白质含量为15%～22%，平均18%左右，氨基酸组成一般较为平衡，与人体需要接近，利用率较高。成年糖尿病患者膳食中的蛋白质可按体重0.8～1.0 g/kg供给，其中至少有1/3的优质蛋白质，优质蛋白质是指食物中含有的必需氨基酸种类齐全、数量充足、比例适当，不但能维持成人的健康，并能促进儿童生长发育，如乳类中的酪蛋白、乳清蛋白，大豆中的大豆蛋白等。对生长发育期的儿童、青少年、孕妇、乳母以及糖尿病未得到满意控制、体型消瘦的患者、特殊职业或合并某些疾病的患者，如有胃肠消化吸收不良、结核病等疾病时，蛋白质的供给量应适当提高，可按1.2～1.5 g/kg体重供给；合并糖尿病肾病要根据肾功能损害程度限制蛋白质的摄入量。蛋白质摄入不宜过多，糖尿病患者过多地摄入蛋白质可能是引起糖尿病肾病的原因之一。

（四）脂肪

脂肪是人体不可缺少的营养素，主要功能是供给人体能量，1 g脂肪在人体内彻底氧化可产生 9 kcal 能量;脂肪也是构成细胞膜的重要组成成分;膳食中的脂肪还可以提供人体不能合成的必需脂肪酸如 α-亚麻酸和亚油酸;脂溶性维生素必须在有脂肪同时存在的条件下才能被人体吸收;脂肪还可增加饱腹感等。天然食物中的脂肪主要是甘油三酯、少量磷脂和胆固醇。甘油三酯由 1 分子甘油和 3 分子脂肪酸构成,脂肪酸从结构上又可分为饱和脂肪酸(SFA)、多不饱和脂肪酸(PUFA)和单不饱和脂肪酸(MUFA)。SFA 可升高血浆胆固醇(TC)和低密度脂蛋白胆固醇(LDL-C);PUFA 有降低 LDL-C 的作用,但 PUFA 也可使高密度脂蛋白(HDL-C)降低;MUFA 可降低血浆 TC、LDL-C 和 TG,但是不降低 HDL-C,且没有 PUFA 容易发生脂质过氧化的缺点。一般来说植物和鱼类的脂肪含 PUFA 比动物脂肪高(椰子油、棕榈油除外),深海鱼油中含有较多的 ω-3 脂肪酸,如二十碳五烯酸(EPA)和二十二碳六烯酸(DHA);植物油中的茶油和橄榄油含有较多的 MUFA,可达 79%～83%;动物脂肪比植物油含 SFA 多。植物油经过氢化,不饱和的双键与氢结合变为饱和键,可使液态的植物油变为固态,如将植物油氢化可加工为人造奶油。在氢化过程中,一些未被饱和的脂肪酸会发生空间构形的改变,形成反式脂肪酸。膳食中的反式脂肪酸对血脂和脂蛋白的不良影响与 SFA 相似或较之更强,可使血清 TC 和 LDL-C 升高,使 HDL-C 降低。美国最新研究证实,膳食中的反式脂肪酸不仅与心脏疾病有关,还是导致妇女患 2 型糖尿病的主要原因之一。为了控制体重,延缓心血管并发症的发生和发展,建议糖尿病患者脂肪摄入量限制在总能量的 20%～30%,其中 SFA 和 PUFA 各占总能量的 10%,其余的由 MUFA 提供。高 LDL-C 血症的糖尿病患者,SFA 的摄入量应低于总能量的 7%。尽可能减少反式脂肪酸的摄入。推荐饮食中脂肪酸合理比例为饱和脂肪酸∶单不饱和脂肪酸∶多不饱和脂肪酸＝1∶1∶1。看得见的脂肪有植物油、动物油、肥肉动物外皮如猪皮、鸡皮、鸭皮、鱼皮;看不见的脂肪有肉、禽、鱼、动物内脏、奶制品、蛋、干果类食物如花生、瓜子、核桃、芝麻酱,以及油炸食品、汉堡。

胆固醇是一种类脂,是许多生物膜的重要组成成分,是合成各种激素的原料。胆固醇来源于食物和体内合成。膳食中长期摄入较高的胆固醇易导致高胆固醇血症和动脉粥样硬化。糖尿病患者脂类代谢异常,应注意少吃胆固醇含量高的食物,每日从食物中摄入的总胆固醇不宜超过 300 mg,相当于一个鸡蛋黄的含量;合并高 LDL-C 血症的糖尿病患者,胆固醇摄入量应低于 200 mg/d。含胆固醇较多的食物有动物内脏如脑、肝、肾,蛋黄、鱼子等。

(五) 维生素和矿物质

各种维生素和矿物质都是调节人体正常生理功能不可缺少的微量营养素。糖尿病患者和正常人一样需要各种微量营养素。如患者能正常进食,要注意吃尽可能多种类的食物，做到平衡膳食，达到中国居民膳食营养素推荐量，一般不需要额外补充。但是糖尿病病情控制不好的患者、老年患者、绝经后的妇女容易发生骨质疏松，应注意钙的补充，膳食计划中应有奶类、豆制品等富含钙质的食物，必要时可补充钙制剂。一般认为不需要额外补充有抗氧化功能的维生素 E、维生素 C、β 胡萝卜素以及微量元素锌、硒、铬等。但对于能量摄入减少的老年人，补充多种维生素可能是适宜的。糖尿病患者应限制食盐用量，长期摄入过量的盐会与高血糖、高血脂和高胰岛素血症一起诱发高血压病，加速糖尿病心血管并发症的进展，食盐用量宜限制在 6 g/d 以下，血压特别高或严重水肿者最多 3 g/d，少食含盐量高的食物，例如加工食品、调味酱等。

（六）控制体重

肥胖与糖尿病关系密切。肥胖者体内脂肪细胞体积较大，细胞表面受体个数相对较少，对胰岛素的敏感性降低，使糖尿病的治疗更加复杂，同时肥胖也是高血压、脂质代谢异常和心血管疾病（CVD）的独立危险因素，而 CVD 是糖尿病死亡的主要原因，适度减轻体重可以改善血糖水平，降低 CVD 的发病风险。在原有体重的基础上减少 5%～7%即可获益，因而减轻体重对于肥胖和超重的糖尿病患者是首要的任务。减体重的主要方法是改变不良的生活方式，包括减少能量摄入和有规律的体育锻炼。减体重不宜操之过急，以免发生酮症，每周减少 0.5～1 kg 是安全的。能量摄入较平时饮食减少 500～1000 kcal/d，可逐渐减轻体重。中度和重度肥胖的患者即使不能达到标准体重也要达到“合理体重”，即能够在短期实现并可长期维持的、医师和患者共同认可的体重水平。减体重过程中应注意各种营养素供给，碳水化合物不宜少于 150 g/d，否则容易发生酮症，供给充足的蛋白质、维生素、矿物质等要满足机体需要，以免发生营养不良。当体重达到正常时应及时调整饮食，使之维持在正常水平。根据个人身体情况，选择合适的运动项目，循序渐进，坚持经常性的体育运动。

（七）食物选择

在为糖尿病患者安排饮食时，可把“食品交换份法”与 GI、GL 结合起来考虑，放宽食物选择的范围，达到平衡膳食，以满足机体对各种营养素的需要。

1．谷薯类

谷薯类食物主要有大米、面粉、玉米、小米、荞麦、燕麦等，主要提供碳水化合物、蛋白质、维生素、矿物质和膳食纤维等；黑麦、燕麦、玉米等食物中含有植物固醇，有降低 TC 和 LDL-C 的作用。谷薯类食物碳水化合物含量多在 70%以上，主要以淀粉形式存在。谷薯类多为高 GI 和中 GI。糖尿病患者宜选择全谷薯类，可以选整粒的、碾磨粗的，如煮麦粒、煮玉米、玉米碴、全麦面包等。建议粗、细粮搭配食用，如两种面（面粉＋玉米面）的发糕、荞麦面条（面粉＋荞麦面）等。

2. 肉蛋类

肉类包括畜肉（猪、牛、羊、驴、兔等）、禽肉（鸡、鸭、鹅、鸽、鹌鹑、火鸡等）、鱼虾等水产品以及动物内脏等，一般来说吃无腿动物的蛋白质优于两条腿动物，两条腿动物优于四条腿动物；鸡肉和鱼肉含有较多的亚麻酸，有降低患者肾小球滤过率（GFR）的作用。红肉中丙氨酸、精氨酸和甘氨酸较多，可能影响肾的血流动力学。来源于动物性食物的蛋白质一般要比植物性食物中的质量高。为了减少 SFA 和胆固醇摄入，在规定量内选用瘦肉，尽量少吃肥肉和动物内脏，尽量不吃或少吃鱼子、蟹黄等。常用的禽蛋有鸡蛋、鸭蛋、鹅蛋、鹌鹑蛋等，蛋白质含量为 13%～15%，可在规定量内选用。蛋黄中胆固醇含量高，合并高 TC 的糖尿病患者应少吃蛋黄，每周不超过 4 个鸡蛋，或每 2 天 1 个鸡蛋，不吃蛋黄。限制腌制、烘烤、烟熏等加工肉类制品的摄入。

3. 浆乳类

常用浆乳类的有牛奶、羊奶、奶酪等，可提供优质蛋白质、脂肪、碳水化合物、维生素、矿物质等。乳类属于低 GI 食品。乳类含钙丰富，是补钙的良好的食物来源，糖尿病患者宜选低脂或脱脂乳类。

4. 豆类

豆类分为大豆和其他豆类。大豆包括黄豆、青豆和黑豆。大豆中蛋白质含量丰富，占 35%～40%，而且大豆蛋白质的氨基酸组成接近人体需要，属于优质蛋白质。大豆含脂肪 15%～20%，其中不饱和脂肪酸占 85%，而亚油酸高达 50%以上。大豆还含有维生素、矿物质、碳水化合物、膳食纤维，大豆中的皂苷和大豆异黄酮，具有抗氧化、降血脂等作用。大豆被加工成豆制品，便于人体消化吸收，豆制品多属于低 GI 食物。建议糖尿病患者经常吃豆制品，如豆腐、豆腐干、豆浆等，但是不宜选油豆腐等油炸的豆制品。其他豆类包括豌豆、蚕豆、红豆、绿豆、芸豆等，含蛋白质约 20%，碳水化合物较多，糖尿病患者不宜多吃，如果要吃应在饮食计划规定量之内与谷类食物互换。

5. 蔬菜类

蔬菜类包括叶菜类（大白菜、小白菜、菠菜、油菜、卷心菜等）、根茎类（萝卜、土豆、甘薯、山药、藕、芋头、葱头、竹笋等）、瓜茄类（如冬瓜、南瓜、西葫芦、黄瓜、西红柿、柿子椒等）、花菜类（如菜花、菜苔等）和鲜豆类（四季豆、扁豆、毛豆、豌豆等）。主要提供维生素、矿物质、碳水化合物和膳食纤维等。除根茎类以外的几类蔬菜多属于低 GI 的食物。叶菜类、瓜茄类碳水化合物含量仅为 1%～3%，糖尿病患者可以多吃，每天吃 500 g 左右；花菜类和鲜豆类的碳水化合物含量为 4%～10%，可参照食品交换份表减少用量，如表2.2、表2.3所示；根茎类的碳水化合物含量较高，可达10%～25%，如土豆的碳水化合物含量为17%，宜少吃，要吃的话应根据食品交换份与谷类食物互换。

表2.2　食品交换份表1

组别	类别	每份重量(g)	热量(kcal)	蛋白质(g)	脂肪(g)	碳水化合物(g)
谷薯组	谷薯类	25	90	2.0		20.0
菜果组	蔬菜类	500	90	5.0		17.0
	水果类	200	90	1.0		21.0
肉蛋组	大豆类	25	90	9.0	4.0	4.0
	奶制类	160	90	5.0	5.0	6.0
	肉蛋类	50	90	9.0	6.0	
油脂组	硬果类	15	90	1.0	7.0	2.0
	油脂类	10	90		10.0	

表2.3　食品交换份表2

热量	交换	谷薯类		蔬菜类		肉蛋豆		浆乳类		油脂类	
kcal	份	量(g)	份	量(g)	份	量(g)	份	量(mL)	份	量(汤勺)	份
1200	14	150	6	500	1	150	3	240	1.5	2	2
1400	16	200	8	500	1	150	3	240	1.5	2	2
1600	18	250	10	500	1	150	3	240	1.5	2	2
1800	20	300	12	500	1	150	3	240	1.5	2	2
2000	22	350	14	500	1	150	3	240	1.5	2	2
2200	24	400	16	500	1	150	3	240	1.5	2	2

6. 水果类

水果含有丰富的碳水化合物、维生素、矿物质、膳食纤维等营养素。水果中的碳水化合物有蔗糖、果糖、葡萄糖、膳食纤维等，其含量与水果的含水量、种类、成熟度等有关。水果中含果糖较多，果糖的GI是23，所以大部分水果的GI并不高。水果中的果酸、果胶延迟胃排空，可延缓碳水化合物吸收。因此认为糖尿病患者可以在病情控制较好时吃适量水果，但必须掌握好时机以及数量，两餐间吃水果，约200 g。血糖控制不理想的患者，如其空腹血糖＞7.8 mmol/L时，暂时不要吃水果。

7. 油脂类

油脂类包括各种食用植物油和动物油，其脂肪含量几乎为100%。为了减少SFA和胆固醇的摄入，选择植物油，如花生油、豆油、芝麻油、玉米油等作为烹调油，提倡在限量范围内选用一部分MUFA含量高的橄榄油、野茶油、低芥酸菜籽油。每日烹调用油最多不应超过30 g。不用或尽量少用动物油，如猪油、牛油、羊油等。尽量少吃反式脂肪酸含量较多的人造奶油、方便面、起酥油制作的蛋糕和点心等。

8. 坚果类

坚果类是指种子类食物，如花生、核桃、腰果、瓜子、松子、杏仁、开心果等，可提供脂肪、蛋白质、碳水化合物、维生素和矿物质等营养素。坚果类含脂肪较高，糖尿病患者特别是体重超重和肥胖者不宜多吃。即使要吃的话，也应在饮食计划规定量之内与油脂类食物互换，不能随意多吃。

9. 甜食与甜味剂

不鼓励糖尿病患者吃甜食，如甜点心、巧克力、冰激凌等，因为这些甜食除含糖较多外往往含有脂肪，多吃甜食的同时会摄入较多的脂肪，导致能量摄入过多，引起血糖升高和体重增加。蔗糖的GI是65，属于中GI食物。临床研究证明，蔗糖并不比淀粉有更大的升血糖能力，因此现在研究者不认为糖尿病患者不能吃蔗糖，但是不能随意吃，《中国2型糖尿病防治指南(2017年版)》建议蔗糖提供的热量不超过总热量的10%。果糖虽然可产生较低的餐后血糖反应，但是可能影响血脂，故不推荐糖尿病膳食中用果糖作甜味剂。

(1) 低能量的甜味剂。主要是糖醇类(如赤藻糖醇、麦芽糖醇、甘露醇、山梨醇、木糖醇等)。研究表明，糖醇类可产生比蔗糖、葡萄糖低的餐后血糖反应，而且能量较低，1 g糖醇可产生2 kcal能量。木糖醇每日用量30～50 g，多吃可导致腹泻。

(2) 不产生能量的甜味剂。目前，美国FDA批准的不产生能量的甜味剂有：① 安赛蜜。② 天冬酰苯丙氨酸甲酯(阿斯巴甜)。③ 纽甜。④ 糖精。⑤ 蔗糖素。其中阿斯巴甜的甜度是蔗糖的160～220倍，用量很少即可有甜味，故其产生的能量可忽略不计。以上五种甜味剂经过严格审查，被认为安全无毒，糖尿病患者和孕妇均可应用。

10. 烟酒类

由于酒类中含的酒精产生能量较高，1 g酒精产生7 kcal能量，故饮酒不利于血糖控制，空腹饮酒容易发生低血糖，酒精可诱发使用磺脲类或胰岛素治疗的患者出现严重而持久的低血糖，酒精不能代谢为葡萄糖，并抑制糖原异生，而且酒精阻滞降糖药分解与排泄，更易引起低血糖，不易与醉酒相区别，影响及时救治。长期饮酒会损伤肝脏，病情控制不好的患者不宜饮酒；病情控制较好的患者允许适量饮酒，但是要限量并计算能量，一般不超过1～2份标准量/日。1份标准量约含酒精10 g，相当于啤酒285 mL（相当于普通玻璃杯1杯或易拉罐的1罐）；清淡啤酒375 mL；红酒100 mL；白酒30 mL。不饮烈性酒，有酒精滥用或依赖者、孕妇以及患有肝病、胰腺炎、胆囊炎、周围神经病变、高甘油三酯血症者不应饮酒。吸烟危害：首先，烟碱会刺激肾上腺素分泌，而肾上腺素是一种兴奋交感神经并升高血糖的激素，可造成心动过速、血压升高、血糖波动等；其次，容易产生血管病变，特别是阻塞性血管病变，吸烟会进一步造成血管收缩，特别容易形成大小血栓阻塞血管。

（八）餐次安排

定时定量进餐，餐次安排视病情而定；控制进餐速度，早晨15～20 min，中晚餐30 min左右；细嚼慢咽，每口饭菜最好咀嚼25～30次；改变进餐顺序，先吃肉类、蔬菜，最后吃主食。对于容易发生低血糖的患者，除3顿正餐之外可有1～2次加餐，加餐的食物量应在一日总量之内，可以从正餐中扣除少量食物用作加餐，而不是额外增加食物。一日3餐注意主、副食与荤、素食物的合理搭配，各餐均包括碳水化合物、蛋白质、脂肪和膳食纤维，以保证营养均衡。

三、糖尿病饮食处方制订方法

糖尿病患者的食谱常根据食物成分表计算法和食品交换法等进行制订。不论采用哪种食谱制订方法均应首先根据患者的身高、体重、职业（劳动强度）、年龄、血糖值以及是否应用口服降糖药物或胰岛素治疗等计算出每日所需的总能量及蛋白质、脂肪、碳水化合物量，强调营养治疗个体化，结合患者平时的饮食习惯，制订出切实可行的食谱，并在应用过程中注意监测体重、血糖、血脂等各项相关的指标及患者对食谱的顺应性等，必要时予以调整。

（一）确定每日能量供给量及三大产能营养素供给量

1．标准体重的计算和体型的评估

（1）标准体重的计算。

标准体重的简易计算公式为

$$标准体重(kg) = 身高(cm) - 105$$

或

$$标准体重(kg) = [身高(cm) - 100] \times 0.9$$

注意：50岁以上或150 cm以下患者的标准体重的简易计算公式为

$$标准体重(kg) = 身高(cm) - 100$$

实际体重在标准体重的±10%以内为正常，小于标准体重10%为偏瘦，小于标准体重20%为消瘦，大于标准体重10%为超重，大于标准体重20%为肥胖。

（2）体型的评估。

体重指数（body mass index，BMI）的计算公式为

$$\text{BMI} = \text{实际体重(kg)} \div [\text{身高(m)}]^2$$

BMI<18.5为体重过低，18.5≤BMI<24.0为正常，24.0≤BMI<28.0为超重，BMI≥28.0为肥胖。

2．计算每日能量供给量

根据患者的体型、劳动强度进行计算。

每日能量供给量的公式为

$$\text{每日能量供给量(kcal)} = \text{单位标准体重能量需要量(kcal/kg)} \times \text{标准体重(kg)}$$

体型、劳动强度不同的全日能量供给量表如表2.4所示。

表2.4　体型、劳动强度不同的全日能量供给量表

体型	极轻劳动 kcal/(kg·d)	轻度劳动 kcal/(kg·d)	中度劳动 kcal/(kg·d)	重度劳动 kcal/(kg·d)
消　瘦	30	35	40	45
正　常	15～20	30	35	40
肥　胖	15	20～25	30	35
消　瘦	30	35	40	45

3．计算三大产能营养素供给量

三大产能营养素供给量的公式为

$$\text{蛋白质供给量(g)} = \frac{\text{总能量(kcal)} \times \text{蛋白质占总能量的百分比(15\%} \sim \text{20\%)}}{4}$$

$$\text{脂肪供给量(g)} = \frac{\text{总能量(kcal)} \times \text{脂肪占总能量的百分比(25\%} \sim \text{30\%)}}{9}$$

$$\text{碳水化合物供给量(g)} = \frac{\text{总能量(kcal)} \times \text{碳水化合物占总能量的百分比(55\%} \sim \text{65\%)}}{4}$$

（二）食谱制订

1．食物成分表法（精算法）

计算出患者每日能量供给量及蛋白质、脂肪、碳水化合物的量后，根据食物成分表或应用营养计算软件定出全日食谱中的主、副食如谷类、肉类、蛋类、乳类、豆类、蔬菜、油脂等食物的数量，将主食（碳水化合物）按早、中、晚三餐各占1/3或按1/5、2/5、2/5分配，其他各类食物尽量均匀地分配在各餐中，为患者制订出一日食

谱，以供患者了解自己每日各餐应吃的食物品种及数量后，按规定量在同类食物中选择个人爱好的食物。此法的定量虽然较为精确，但计算过程烦琐，经查食物成分表或应用营养计算软件，患者自行操作有困难，一般需要专业营养师进行计算。身高测量：脱去鞋袜，躯干自然挺直，足跟、骶骨和肩胛区间紧靠立柱。成年后，随着年龄增大，身高值逐年降低（45 岁后平均 8～10 年降低 1 cm）。常用主食简表，常用肉蛋类简表，奶、蔬菜、油脂含量简表见表 2.5～表 2.7。

表 2.5　常用主食简表（食部每 100 g 含量）

食物名称	蛋白质(g)	脂肪(g)	碳水化合物(g)	热量(kcal)
稻米(粳)	8.0	0.6	77.7	348
机米	7.9	0.6	77.5	347
小米	9.0	3.1	73.5	358
玉米面	8.1	3.3	69.6	340
标准粉	11.2	1.5	71.5	344
富强粉	10.3	1.1	74.6	350
荞麦	9.3	2.3	66.5	324
燕麦片	15.0	6.7	61.6	367
莜麦面	12.2	7.2	67.8	385
馒头(标准)	7.8	1.0	48.3	233
馒头(富强)	6.2	1.2	43.2	208
挂面(标准)	10.1	0.7	74.4	344
切面(富强)	9.3	1.1	59.5	285
油饼	7.9	22.9	40.4	399
方便面	9.5	21.1	60.9	472
烙饼(标准)	7.5	2.3	51.0	255

注：食部指从市场上购来的样品，丢掉不可食的部分后，所剩余的可食部分。

表 2.6　常用肉蛋类简表（食部每 100 g 含量）

食物名称	蛋白质(g)	脂肪(g)	碳水化合物(g)	热量(kcal)
猪肉(瘦)	20.3	6.2	1.5	143
羊肉(瘦)	20.5	3.9	0.2	118
牛肉(瘦)	20.2	2.3	1.2	106

续表

食物名称	蛋白质(g)	脂肪(g)	碳水化合物(g)	热量(kcal)
猪肝	19.3	3.5	5.0	129
猪肾(腰子)	15.4	3.2	1.4	9
猪肉松	23.4	11.5	49.7	396
牛肉松	8.2	15.7	67.7	445
酱牛肉	31.4	11.9	3.2	246
蛋清汤	12.5	22.8	5.8	278
鸡蛋(红皮)	12.8	11.1	1.3	156
鸡蛋(白皮)	12.7	9.0	1.5	138
鸡蛋白	11.6	0.1	3.1	60
鸭蛋	12.6	13.0	3.1	180
咸鸭蛋	12.7	12.7	6.3	190
鹌鹑蛋	12.8	11.1	2.1	160

表 2.7 奶、蔬菜、油脂含量简表

食物名称	蛋白质(g)	脂肪(g)	碳水化合物(g)	热量(kcal)
脱脂奶(240 mL)	7.5	7.5	9.0	135
蔬菜类(500 g)	5.0	—	17.0	90
油脂类(10 g)	—	10.0	—	90

【计算举例】 患者杨某，男，34 岁，身高 165 cm，体重 61 kg，平时以办公室工作为主。确诊 2 型糖尿病 3 年，空腹血糖 7.8 mmol/L，采用口服药物治疗。

(1) 计算标准体重：

165 − 105 = 60 kg。

(2) 总热量 = 60 × 30 = 1800 kcal；

$$碳水化合物 = \frac{1800 \times 60\%}{4} = 270\ g；$$

$$蛋白质 = \frac{1800 \times 15\%}{4} = 67.5\ g；$$

$$脂肪 = \frac{1800 \times 25\%}{9} = 50\ g。$$

(3) 算主食：

① 270 − 9(240 mL 脱脂奶) − 17(500 g 蔬菜) = 244 g。

② 244÷77.7%＝314 g 机米。

算肉蛋类：

① $67.5-7.9\times\frac{314}{100}$(314 g 机米)－7.5(240 mL 脱脂奶)－5.0(500 g 蔬菜)＝30.2 g。

② 30÷20.3%＝148 g 瘦猪肉。

算油脂类：

50－1.89(314 g 机米)－7.5(240 mL 脱脂奶)－9.18(148 g 瘦猪肉)＝31 g≈3 汤匙。

2. 食品交换份法(粗算法)

食品交换份是将食物按照来源、性质可分成四大组：谷薯组、菜果组、肉蛋组和油脂组，细分可分成八小类，具体见表 2.2。同类食物在一定重量内，所含三大营养素和热量大致相仿，约 90 kcal；不同类食物所提供的热量也相等，同类食物之间每个交换份除能量相等外，蛋白质、脂肪和碳水化合物的含量相近，应用时可以相互替换。使用食品交换份的好处：易于达到膳食平衡；便于了解和控制总热能；做到食品多样化；利于灵活掌握。根据患者的具体情况，定出全日所需的总能量及三大营养素后，可指导患者根据表确定一日可以吃的食物的数量，根据个人的饮食习惯、口味、经济条件等制订出适合自己的食谱，并可在同类食品中进行替换，避免食物种类过于单调。食谱中食物的重量是指生重。此法虽不十分精确，但简便易行。食品交换份表如表 2.2、表 2.3 所示。

【计算举例】 如某患者一日能量供给为 1600 kcal，能量 1600 kcal 一行中查出可供给各类食物及数量分别为：谷薯类 250 g(10 份)，肉蛋类 100～150 g(2～3 份)，豆制品 50 g(1 份)，蔬菜类 500 g(1 份)，乳类 240 mL(1.5 份)，油脂类 20 g(2 份)。

(1) 一日饮食安排如下：

早餐：主食(谷薯类，下同)75 g，鸡蛋 1 个，牛奶 250 mL。

午餐：主食 75 g，肉类 50 g，豆制品 50 g，蔬菜 250 g，烹调油 12 g。

下午加餐：水果 200 g。

晚餐：主食 75 g，肉类 50 g，蔬菜 250 g，烹调油 13 g。

注：水果 200 g 可与主食 25 g 互换。

(2) 食谱设计如下：

早餐：馒头(面粉 50 g)，燕麦粥(麦片 25 g)，煮鸡蛋 1 个，牛奶 250 mL。

午餐：肉丝荞麦面条(标准粉 45 g，荞麦粉 30 g，瘦猪肉 50 g，菠菜 100 g)，香干炒大白菜(香干 50 g，大白菜 150 g)。

下午两餐间：苹果 200 g。

晚餐：米饭（大米 75 g），鸡丁炒黄瓜丁（鸡胸肉 50 g，黄瓜 100 g），拌生菜（生菜 150 g），西红柿紫菜汤（西红柿、紫菜少许）。

3. 简易粗算法

每日：主食 = 标准体重 × 5（g），实际体重超重者主食量相应减少，新鲜蔬菜 500 g 以上，牛奶 250 mL，鸡蛋 1 个，瘦肉 100 g，豆制品 50～100 g，烹调用油 15～30 g，盐 3～6 g。

四、妊娠期糖尿病的营养治疗

妊娠糖尿病包括糖尿病合并妊娠和妊娠期发生的糖尿病。妊娠糖尿病患者病情较非妊娠者复杂，容易出现血糖波动，引起酮症酸中毒或低血糖。合理的营养治疗可为母体和胎儿提供充足的营养，维持孕妇体重的合理增长，保持血糖平稳，防止高血糖、低血糖和酮症的发生。

（1）妊娠早期，胎儿生长缓慢，能量供给与孕前相同，可按 30 kcal/kg 供给。妊娠中期和妊娠晚期，胎儿生长速度加快，可增加能量供给 200 kcal/d，总能量控制在 2000～2300 kcal，以满足母体和胎儿生长发育的需要。为了保证孕妇合理的体重增长，应监测体重，根据体重变化情况增减能量供给。合理的体重增长应符合以下规律：早期体重变化不大，中晚期每周增加体重约 0.5 kg，整个妊娠期体重增加 10～12 kg，凡每周体重增加<0.4 kg 或>0.55 kg 者应作适当调整。对于超重和肥胖的妊娠糖尿病妇女，应适度限制能量和碳水化合物供给以控制体重的增长速度，每周体重增加约 0.3 kg，整个妊娠期体重增加 7～9 kg，但是不主张在妊娠期减体重。

（2）碳水化合物。碳水化合物提供的能量占总能量的 50%～60%。妊娠早期碳水化合物供给与非妊娠时相同，妊娠中期和晚期每日供给碳水化合物 200～250 g，折合为谷类 300～350 g。由于碳水化合物是胎儿能量的唯一来源，因而胎儿利用母体内的葡萄糖较多，母体摄入碳水化合物过少不利于胎儿生长并可导致酮症。同时供给膳食纤维含量丰富的食物，如粗粮、豆制品、蔬菜、魔芋等有助于保持血糖稳定并防止便秘。

（3）蛋白质。蛋白质提供的能量占总能量的 15%～20%。妊娠早期，在孕前基础上增加蛋白质 5 g/d，妊娠中期增加 15 g/d，妊娠晚期增加 20 g/d，日蛋白质总量约 100 g，其中优质蛋白质（乳类、蛋类、肉类及豆制品）应占总量的 1/3 以上。

（4）脂肪。脂肪供给不宜过多，宜占总能量的 25%～30%。

（5）维生素和矿物质。根据中国居民膳食营养素参考摄入量供给，注意膳食中维生素B族、维生素C以及钙、铁、锌、硒等宏量和微量元素的补充。合并妊娠高血压的患者要注意限制钠盐的摄入,食盐用量限制在3～5 g/d。

(6) 餐次安排。饮食定时定量,少量多餐。一日进餐5～6次,3次主餐之外有2～3次加餐,可以维持血糖平稳并有效地防止酮症的发生。

(7) 妊娠反应的饮食。妊娠呕吐时,宜少量多餐,以清淡饮食为主,要保证孕妇每天至少摄入碳水化合物180 g,以免发生酮症。吃些烤面包片、烤馒头片也有助于减轻呕吐。呕吐剧烈时可给予流食,如果汁、牛奶、酸奶、菜汤,必要时给予肠内营养及肠外营养支持。

(8) 在整个妊娠期坚持有规律的体育锻炼,但要注意适度。

(9) 分娩后进行生活方式的调整,合理控制饮食,增加体力活动,使体重减至正常。

五、糖尿病肾病的营养治疗

糖尿病肾病是糖尿病的微血管并发症,尿毒症是导致糖尿病患者死亡的重要原因之一。有研究证实限制蛋白质摄入对于尿蛋白排泄正常的肾脏高滤过的糖尿病患者可使GFR下降,而对临床蛋白尿期的患者可减低GFR下降的速率,限制饮食中的蛋白质可减轻蛋白尿,减少代谢废物的产生,延缓糖尿病肾病的进展。因而糖尿病肾病营养治疗的主要措施是限制饮食中蛋白质的摄入,应根据患者肾功能以及营养状况等,制订切实可行的营养治疗方案,设计食谱,定期监测,进行必要的调整。

低蛋白饮食治疗从临床糖尿病肾病期开始,根据患者肾功能损害的程度,确定蛋白质的供给量。肾功能正常者,限制饮食蛋白质摄入量为0.8 g/(kg·d),肾小球滤过率下降后,将蛋白质的摄入量调整为0.6 g/(kg·d)。一般不提倡<0.6 g/(kg·d),长期给予过低蛋白质饮食可能诱发低蛋白血症、营养不良。有些肾衰竭患者采用极低蛋白饮食(蛋白质的摄入量为0.4～0.6 g/(kg·d))加必需氨基酸或α-酮酸治疗,可增加蛋白质的合成,减少蛋白质分解,并可减少蛋白质代谢废物在体内积聚。在采用低蛋白饮食时供给足够的能量,是预防营养不良的发生的有效措施,可以保证有限的蛋白质为机体充分利用,减少体内蛋白质的分解。能量可按30～35 kcal/(kg·d)供给,一般蛋白质提供的能量<总能量的10%,脂肪占总能量的30%左右,其余能量由碳水化合物提供。体型肥胖患者的能量供给应比上述推荐量减少250～500 kcal/d,老年人可按30 kcal/(kg·d)供给能量。

饮食中供给蛋白质要注意在限量范围内尽量供给必需氨基酸含量丰富的高生物价的蛋白质,选择动物性来源的乳类、蛋类、瘦肉(禽、畜、鱼、虾)等。过去认为大豆蛋白属于植物性蛋白质，含非必需氨基酸较多，营养价值不如动物性蛋白质，故不给肾病患者吃豆类及其制品。近年来的研究发现，大豆蛋白有减轻糖尿病肾病的高灌注和高滤过以及减轻蛋白尿的作用，有利于延缓糖尿病肾病的进展，引起研究者们的广泛关注。因此，不必过分强调限制豆制品的摄入。碳水化合物可以由谷类、土豆、山药、藕等食物供给。必要时可采用“麦淀粉饮食”，即用小麦淀粉（蛋白质含量占0.4%）等代替大米或面粉（蛋白质含量占 7%～10%）制作主食，既减少植物蛋白的摄入，又可保证能量的供给。乳类可以提供丰富的钙质，新鲜蔬菜、水果可提供维生素、矿物质、膳食纤维等。烹调油用植物油，最好能部分采用单不饱和脂肪酸含量较高的茶油、橄榄油、低芥酸菜籽油等。

六、糖尿病合并痛风的营养治疗

痛风是由于人体内嘌呤代谢紊乱，血中尿酸含量增高，并由此引起组织损伤的一组疾病。大部分患者仅表现为高尿酸血症，有 5%～12%的患者最终发展为痛风。尿酸是嘌呤代谢的最终产物，人体内的尿酸有两方面的来源：约 20%来自食物中的嘌呤，为外源性；其余 80%由体内氨基酸、核苷酸及其他小分子化合物合成和核酸代谢而来的为内源性。糖尿病与原发性高尿酸血症有许多共同之处，如老龄、肥胖、胰岛素抵抗等，都与不良的饮食习惯等密切相关。糖尿病患者伴发高尿酸血症的概率明显高于非糖尿病患者，高尿酸血症患者比尿酸正常者更易发展为糖尿病。合并高尿酸血症和痛风的糖尿病患者除应用药物治疗外，还应在饮食方面予以注意，以减少外源性尿酸的生成，促进体内尿酸排出。

1. 控制总能量的摄入，保持正常体重

肥胖者体内嘌呤代谢易发生异常，如果体重已经超过正常范围，应设法减轻体重。但是体重下降不能过快、过猛，以免体内脂肪过度分解产生酮体，酮体可与尿酸竞争排泄而诱发痛风急性发作。

2. 限制脂肪摄入

脂肪有阻碍肾脏排泄尿酸的作用，使血尿酸升高，同时脂肪在体内代谢产生的能量高，容易导致肥胖。选择食物时，避免吃脂肪含量高的食物，如肥肉、油炸食品、奶油蛋糕等，采取用油少的烹调方法，例如清蒸、白煮、氽、炖等。

3. 限制嘌呤含量高的食物

通过限制饮食中的嘌呤，减少体内尿酸的生成。食物中的核酸常以核蛋白的形式存在，许多蛋白质含量丰富的食物（如畜、禽、鱼和豆制品等）生成的嘌呤也多，因此每天摄入的蛋白质不宜多。但也不宜长期过分限制食物中的蛋白质，否则会导致营养不良。鸡蛋和牛奶不含核蛋白，不会引起血尿酸升高，是为痛风患者在急性发作期提供蛋白质的理想食物。要根据病情调整饮食结构，合理选择食物。根据嘌呤含量的多少将常用食物分为四类：第一类，嘌呤含量高的食物（每 100 g 食物含嘌呤 100～1000 mg）；第二类，嘌呤含量中等的食物（每 100 g 食物含嘌呤 75～100 mg）；第三类，嘌呤含量较少的食物（每 100 g 食物含嘌呤＜75 mg）；第四类，嘌呤含量很少的食物。

在急性关节炎发作期，应严格限制嘌呤摄入，饮食中嘌呤含量＜150 mg/d，以第一类含微量嘌呤的食物如精白米、面、鸡蛋、牛奶、蔬菜、水果为主，少用第二类食物；忌用第三、四类食物。症状缓解期对嘌呤的限制可适当放宽，可以增加第二类和第三类食物，鱼和肉可先用水煮，使一部分嘌呤溶解在汤里，弃汤食用，可以减少嘌呤的摄入。但是无论在急性期或缓解期均应避免吃嘌呤含量很高的第四类食物如沙丁鱼、凤尾鱼、动物内脏、浓肉汤等。对于高尿酸血症而无症状者，以第一类和第二类食物为主，可少量用第三类食物，忌用第四类食物。

4. 多吃蔬菜，水果适量

尿酸在碱性环境中容易溶解，蔬菜和水果属于成碱性食物，有助于尿液碱化，可促进尿酸排出体外，糖尿病患者吃水果应限量，可多选含微量嘌呤的蔬菜。

5. 多饮水，供给充足的水分

体内的尿酸主要经肾脏随尿液排出体外，供给充足的水分可增加尿量，有利于尿酸的排出。每天饮水及汤汁类食物 2000～3000 mL，最好保证每天有 2000 mL 尿量。

6. 忌酒，避免辛辣刺激性食物

糖尿病的营养干预重在实施，多种宣教手段才能保证“知、信、行”，最终改善患者的健康。

第二节　糖尿病中医食疗及中药茶饮

俗话说“药补不如食补”。唐代孙思邈认为“安身之本，必须于食，不知食宜者，不足以全生”。金元时期刘河间归纳糖尿病病因首先为饮食失宜。因此中医食疗是预防和治疗糖尿病的一个重要方面。《黄帝内经》中记载：“五谷为养，五果为助，五畜为益，五菜为充，气味合而服之，以益精气。”

一、糖尿病常见证候要点

1. 肝胃郁热证

脘腹痞满，胸胁胀闷，面色红赤，形体偏胖，腹部胀大，心烦易怒，口干口苦，大便干，小便色黄，舌质红，苔黄，脉弦数。

2. 胃肠实热证

脘腹胀满，痞塞不适，大便秘结，口干口苦，或有口臭，或咽痛，或牙龈出血，口渴喜冷饮，饮水量多，多食易饥，舌红，边有瘀斑，舌下络脉青紫，苔黄，脉滑数。

3. 脾虚胃热证

心下痞满，胀闷呕恶，呃逆，纳呆，便溏，或肠鸣下利，或虚烦不眠，或头眩心悸，或痰多，舌淡胖，舌下络脉瘀阻，苔白腻，脉弦滑无力。

4. 上热下寒证

心烦口苦，胃脘灼热，痞满不痛，或干呕呕吐，肠鸣下利，手足及下肢冷甚，舌红，苔黄根部腐腻，舌下络脉瘀阻，脉弦滑。

5. 阴虚火旺证

五心烦热，急躁易怒，口干口渴，渴喜冷饮，易饥多食，时时汗出，少寐多梦，溲赤便秘，舌红赤，少苔，脉虚细数。

6. 气阴两虚证

消瘦，倦怠乏力，气短懒言，易汗出，胸闷憋气，脘腹胀满，腰膝酸软，便溏，口干口苦，舌淡体胖，苔薄白干或少苔，脉虚细无力。

7. 阴阳两虚证

小便频数，夜尿增多，浑浊如脂如膏，五心烦热，口干咽燥，畏寒肢冷，面色苍白，神疲乏力，腰膝酸软，脘腹胀满，食纳不香，五更泄泻，舌淡体胖，苔白而干，脉沉细无力。

二、糖尿病辩证施食

1. 肝胃郁热证

宜食开郁清热之品，如苦瓜、黄瓜、丝瓜、芹菜、莲子、银耳等。食疗方：苦瓜山药烧豆腐、凉拌黄瓜、丝瓜炒蘑菇等。

2. 胃肠实热证

宜食清利胃肠实热之品，如芦荟、马齿苋、苦瓜、冬瓜、荞麦、燕麦片等。食疗方：凉拌马齿苋、冬瓜炒竹笋、苦丁茶等。

3. 脾虚胃热证

宜食补脾清胃热之品，如山药、粟米、高粱、菠菜、赤小豆、鱼肉等。食疗方：山药芡实瘦肉饮等。

4. 上热下寒证

宜食清上温下之品。如白萝卜、狗肉、党参、鲜芦根等。食疗方：白萝卜汁等。

5. 阴虚火旺证

宜食滋阴降火之品，如甲鱼、老鸭、莲子、百合、银耳、茼蒿、枸杞子、桑葚等。食疗方：菊花茶、枸杞茶、银耳莲子百合饮等。

6. 气阴两虚证

宜食益气养阴之品，如瘦肉、蛋类、鱼肉、山药等。食疗方：排骨山药汤、西红柿炒鸡蛋、鲫鱼豆腐汤等。

7. 阴阳两虚证

宜食温益肾阳、补肾滋阴之品，如牛肉、羊肉、虾仁、韭菜、猪胰、干姜、黑豆、黑芝麻等。食疗方：韭菜炒虾仁、香菇木耳汤等。

三、糖尿病临证施食

1. 尿频量多

适当进食芡实、枸杞、桑葚等补肾之品。食疗方：芡实瘦肉汤。

2. 口干多饮

多食生津润燥类食物，如百合、西葫芦等，可选用鲜芦根煎水代茶饮；口含乌梅、饮用菊花玉竹茶、苦丁茶以缓解口干口渴。食疗方：凉拌黄瓜、凉拌马齿苋、蓝莓山药、葛根鱼汤。

3. 多食易饥

适当增加膳食纤维的摄入，如燕麦、芹菜、韭菜等，以增加饱腹感，延缓食物吸收，稳定血糖。

4. 倦怠乏力

进食补中益气类食物，如山药、鱼肉、香菇等。食疗方：乌鸡汤、香菇木耳汤、山药炖排骨。

5. 肢体麻木、疼痛、肢冷

进食活血化瘀食物，如黄鳝、木耳等。食疗方：洋葱炒黄鳝。

6. 视物模糊

宜闭目养神，饮用菊花茶或银杞明目汤等。

7. 腰膝酸软

适当食用枸杞、黑豆等固肾之品。食疗方:韭菜炒虾仁、山药芡实瘦肉饮。

四、糖尿病部分食材及食疗方制作

(一) 部分适宜食材

(1) 菊花:清肝明目,清热解毒,疏散风热,平抑肝阳。

(2) 藕粉:生津清热,收敛止血,化瘀。

(3) 山药:补脾养胃,生津益肺,补肾涩精。

(4) 赤小豆:利尿消肿,解毒排脓,补血养心。

(5) 薏苡仁:利水消肿,渗湿,健脾,除痹,清热排脓。

(6) 覆盆子:益肾,固精,缩尿,养肝明目。

(7) 甘草:补脾益气,清热解毒,祛痰止咳,缓急止痛,调和诸药。

(8) 玉竹:滋阴润肺,养胃生津。

(9) 黄精:补气养阴,健脾,润肺,益肾。

(10) 山楂:消食化积,行气散瘀。

(11) 荷叶:清暑利湿,升阳止血。

(12) 茯苓:利水渗湿,健脾,宁心。

(13) 金荞麦:清热解毒,排脓祛瘀。

(14) 人参:大补元气,补脾益肺,生津,安神益智。

(15) 桑葚:滋阴补血,生津止渴,乌发明目。

(16) 葛根:解肌退热,生津止渴,透疹,升阳止泻

(17) 玉米须:利尿消肿,利湿退黄。

(二) 常用食疗方制作

1. 苦瓜山药烧豆腐

处方:苦瓜 150 g,山药 120 g,豆腐 150 g,植物油、葱、生姜、盐适量。

功效:补脾益气,清热去火,生津止渴,降低血糖,主治糖尿病诸症。

2. 肉丝炒苦瓜

处方:苦瓜 250 g,瘦猪肉、小红辣椒各 40 g,植物油、调料适量。

功效:清热祛暑,除湿开胃。

3. 白菜煮豆腐

处方:白菜 200 g,豆腐 40 g,植物油、盐适量。

功效：益气和中，生津润燥。

4. 丝瓜炒蘑菇

处方：嫩丝瓜 350 g，蘑菇 200 g，植物油、鸡精、盐、湿淀粉适量。

功效：降血糖，降血脂，降血压。

方中，丝瓜味甘，性凉，入肝胃，有清热凉血、通经络、行血脉、生津止渴、润肌美容、下乳之功效。

5. 肉片焖扁豆

处方：扁豆 120 g，瘦猪肉 40 g，植物油、蒜片、姜末、葱丝适量。

功效：健脾和中。

6. 香菇烧豆腐

处方：豆腐 200 g，香菇 80 g。

功效：清热益胃，活血益气。

7. 凉拌黄瓜

处方：黄瓜 200 g，麻油、盐、料酒、葱丝适量。

功效：清热止渴，降低血糖。

方中，黄瓜味甘，性凉，入脾胃，大肠经，有清热止渴、解毒利水、降糖、降血脂、降压之功。

8. 冬瓜炒竹笋

处方：冬瓜 200 g，竹笋 50 g，红萝卜 10 g，植物油、姜末、葱丝适量。

功效：减肥降压，利湿止渴。

方中，冬瓜甘、淡、性寒。入肺、大小肠、膀胱经，有清热利湿、行水利尿、解毒清痰之功。内含减肥物质 C 葫芦巴碱和丙醇二酸能抑制糖类转化为脂肪。

9. 海带炒芹菜

处方：海带 150 g，芹菜 100 g，油、盐、醋、酱油、大蒜适量。

功效：软坚散结，利水化湿，降低血糖。

方中，海带味咸、性寒。入肝肾经，有软坚散结、利水化湿之功，其有机碘有激素样作用，能提高生物活性物质的活性，促进胰岛素及肾上腺皮质激素的分泌，100 g 海带中含有人体可吸收利用的结合钙高达 348 mg，可防治骨质疏松。

10. 洋葱炒黄鳝

处方：黄鳝两条(约 150 g)，洋葱两个(约 250 g)。

功效：理气健脾，降糖降脂。洋葱内含甲苯磺丁脲类物质，能选择性作用于胰岛 β 细胞，促进胰岛素分泌，使空腹血糖降低。

11. 番茄炒牛肉

处方：番茄 240 g，牛肉 40 g，油、生粉、酱油、盐、料酒、姜葱适量。

功效:生津止渴,健胃消食。

12. 清蒸茶鲫鱼

处方:鲫鱼1条,绿茶20 g(鲫鱼去除内脏,保留鱼鳞,洗净。绿茶装入鱼腹内,上蒸笼至熟透即可)。

功效:清热生津,补虚止渴。

13. 清炖鲫鱼

处方:鲫鱼250 g,鸡脯肉50 g,火腿15 g,冬菇、酒各5 g,葱、姜、盐等调味料适量。

功效:滋阴润燥,去燥消渴。

14. 鸡丝冬瓜汤

处方:冬瓜200 g,鸡胸脯肉100 g。

功效:健脾利水。

15. 蘑菇冬瓜汤

处方:蘑菇50 g,冬瓜30 g。

功效:清热降糖,补虚利水。

16. 香菇木耳汤

处方:香菇60 g,木耳20 g。

功效:生津益气。

17. 枸杞鸡蛋汤

处方:枸杞10 g,鸡蛋1个,鲜汤120 mL。

功效:补肝肾,益精血。

18. 玉米须薏米绿豆汤

处方:玉米须100 g,薏米60 g,绿豆50 g。

功效:凉血降压,温肾涩尿。

19. 山药苡米汤

处方:山药60 g,苡米30 g。

功效:补气益阴,健脾固肾。

20. 菠菜银耳鸽肉汤

处方:白鸽1只(约500 g),银耳15 g,菠菜100 g。

功效:养阴生津益气,菠菜有通便和促进胰岛素分泌的作用。

五、糖尿病中药茶饮

1. 麦冬茶

功效:养阴润燥,生津止渴,清心除烦,延年益寿。

组方:6 g 麦冬加开水 500 mL。

忌服:脾胃虚寒泄泻,胃有痰饮湿浊、暴感风寒咳嗽者。

2. 菊花玉竹茶

功效:养阴润燥,滋阴降火,清肝明目。

组方:菊花 10 g、玉竹 10 g 加开水 500 mL。

忌服:胃有痰湿气滞、脾虚便溏者。

3. 丹皮菊花饮

功效:清热凉血,平肝明目,活血化瘀。

组方:牡丹皮 3 g、菊花 10 g 加开水 500 mL。

忌服:血虚有寒,月经过多及孕妇不宜服用。

4. 荷叶茶

功效:降脂排毒,清暑利湿,生津止渴,散瘀解热。

组方:荷叶 6 g 加开水 500 mL。

忌服:脾胃虚寒者、低血压者。

六、糖尿病中医食疗及中药茶饮附图

1. 苦瓜山药烧豆腐

组成:苦瓜 150 g,山药 120 g,豆腐 150 g,植物油、葱、生姜、盐适量。

制作方法:苦瓜去瓤焯水后放盘子里备用,豆腐切大块。锅内烧水,水开后放入豆腐焯水,热油锅爆炒山药、豆腐、苦瓜,放入适量清水,最后放盐,看到水分收干时顺锅边溜醋即可。

功效:补脾益气,清热去火,生津止渴,辅助降低血糖。

适应证:肝胃郁热证。

注意事项:胃寒证不宜食用。苦瓜炒前焯水,可以减少苦味,顺锅边溜醋可以让豆腐口感细腻滑嫩。

食材图谱:见图 2.1。

2. 香菇炒木耳

组成:香菇 200 g,木耳 20 g,植物油、盐、鸡精适量。

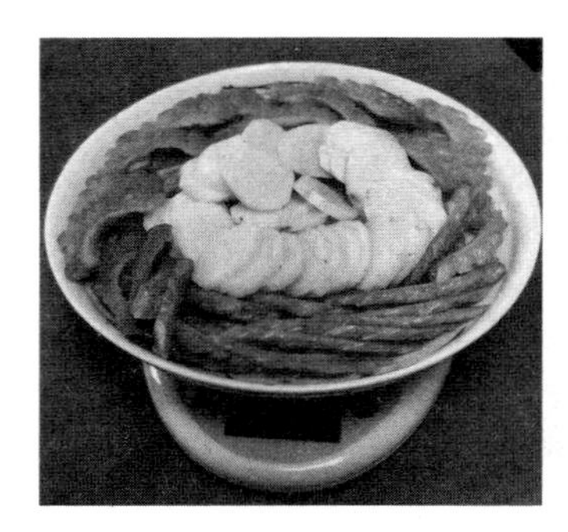
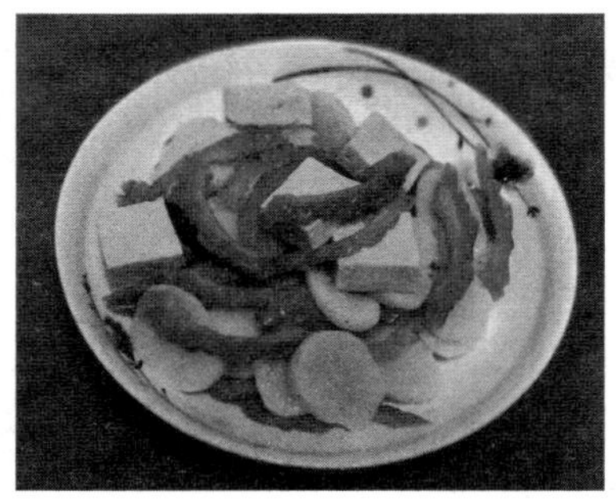

图 2.1 苦瓜山药烧豆腐

制作方法：将黑木耳泡发，洗净去根；鲜香菇去蒂洗净切块；再将黑木耳和香菇用开水烫一下，捞出控水；锅加热倒入油，再将黑木耳和香菇放入锅内炒熟，调入盐和鸡精，即可装盘。

功效：温益肾阳，补肾滋阴，生津益气。

适应证：阴阳两虚证。

注意事项：香菇是鲜的，炒时会出水，所以不要加水，当锅中的水快干了就可以了。

食材图谱：见图 2.2。

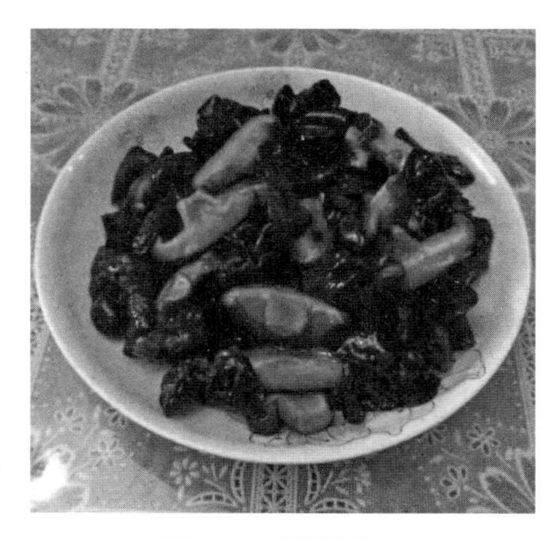

图 2.2 香菇妙木耳

3. 洋葱炒黄鳝

组成：黄鳝两条（约 150 g），洋葱两个（约 250 g），植物油、盐、酱油适量。洋葱内含甲苯磺丁脲类物质，能选择性作用于胰岛 β 细胞，促进胰岛素分泌，使血糖降低。

制作方法：将黄鳝去肠杂，切块；洋葱洗净，切片；起油锅，先放入黄鳝，煎热，再放入洋葱，翻炒片刻，加盐、酱油、清水少量。

功效：理气健脾，降糖降脂。

适应证：气阴两虚夹瘀证。

注意事项：鳝鱼不宜与狗肉、南瓜、菠菜、红枣同食。

食材图谱：见图 2.3。

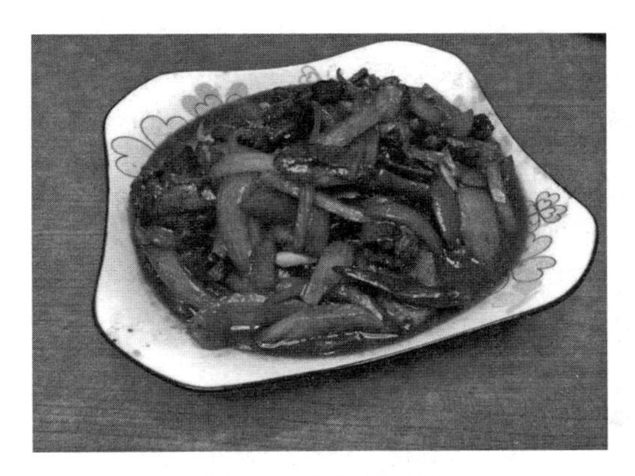

图 2.3　洋葱炒黄鳝

4. 菊花玉竹茶

组成：菊花 10 g，玉竹 10 g。

制作方法：玉竹碾成粗末放保温瓶中，冲入半瓶沸水，旋紧瓶塞，泡 10 min 后放入菊花再泡 5 min，代茶随意饮用。

功效：养阴润燥，滋阴降火。

适应证：阴虚火旺证。

注意事项：沸水冲泡。每日代茶频饮。

食材图谱：见图 2.4。

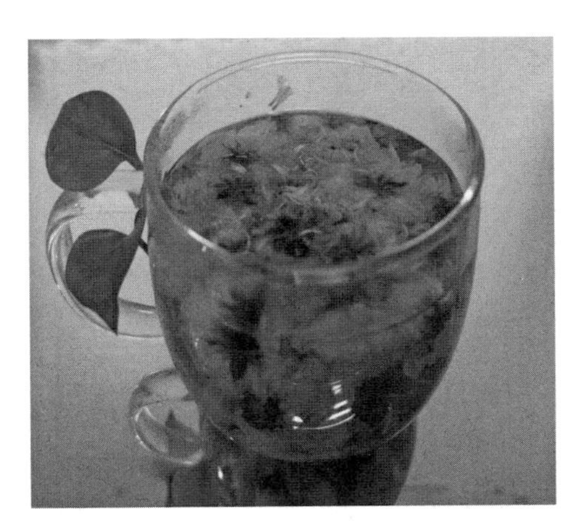

图 2.4　菊花玉竹茶

5. 银杞明目汤

组成:银耳 15 g,枸杞 15 g,鸡肝 100 g,茉莉花 24 朵,料酒、姜汁、盐、鸡精适量。

制作方法:将鸡肝洗净,切成薄片,放入碗内,加料酒、姜汁、盐拌匀待用。银耳洗净,撕成小片,用清水浸泡待用。茉莉花择去花蒂,洗净,放入盘中。枸杞洗净待用。将锅置火上,放入清汤,加入料酒、姜汁、盐和鸡精,随即下入银耳、鸡肝、枸杞烧沸,撇去浮沫,待鸡肝刚熟,装入碗内,将茉莉花撒入碗内即成。

功效:补肝益肾,滋阴润肺,益精明目。

适应证:阴虚所致的视物模糊、两眼昏花、面色憔悴。

注意事项:不适用于脾胃虚弱。每日 2 次,佐餐食。

食材图谱:见图 2.5。

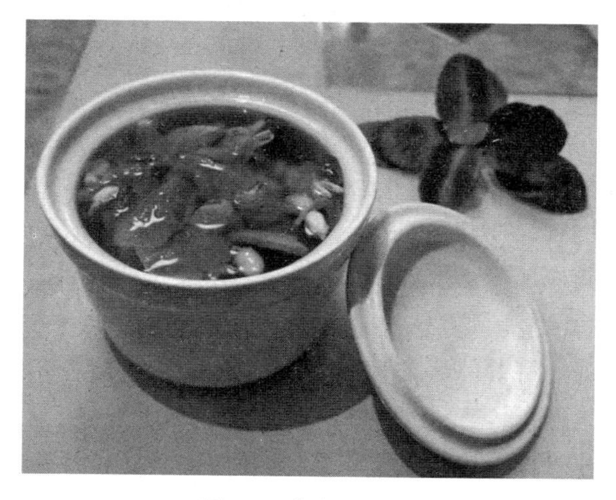

图 2.5 银杞明目汤

第三章　糖尿病运动康复

第一节　糖尿病运动疗法及护理

糖尿病已经成为危害和威胁人类健康的重大疾病。运动疗法作为糖尿病治疗的五驾马车之一，在糖尿病的预防和管理过程中发挥着至关重要的作用，可以预防和延缓糖尿病并发症发生，改善胰岛素抵抗，降低血糖，控制体重，调节脂质代谢，降低心血管事件发生率和死亡率，提高生活质量，调节情绪。

运动改善糖尿病及其并发症发生发展的主要机制有以下几个方面：

1．保护胰岛β细胞功能，减轻胰岛素抵抗

运动可以增加骨骼肌GLUT4基因的表达，提高丙酮酸脱氢酶复合物活性，从而改善糖耐量异常和胰岛素抵抗，减轻β细胞负荷及脂毒性，延缓β细胞功能衰竭；同时运动可以使骨骼肌和肝脏的脂联素受体及脂肪组织脂联素表达增加，促使瘦素“重新合成”，降低机体的脂肪含量，从而改善胰岛素抵抗；运动对β细胞的分泌能力和增殖有直接改善作用，促进β细胞增殖，减少其凋亡，增加其功能和体积，减弱胰岛β细胞自身的胰岛素抵抗。

2．减轻氧化应激，减轻炎性反应

研究表明运动导致ROS增加的同时，又可以通过预适应作用提高机体的抗氧化能力，加速自由基清除；运动激活包括MAPK在内的各种激酶后，相继激活下游的许多转录因子，最终调节氧化还原敏感型基因的表达；适当运动还可以上调糖尿病模型大鼠肝脏、心脏、肌肉内源性抗氧化剂和热休克蛋白72的表达，减少其损伤。运动能够降低体内CRP、IL-6以及TNF-α的水平，并且还能增加抗炎因子的水平。因此在2型糖尿病患者中，定期和适度的体育锻炼可以增强体内抗氧化反应和抗炎因子的活性，以此起到对机体的保护作用。

3．改善心血管功能

研究发现，长期规律运动，可使HDL增加、LDL减少，从而提高卵磷脂-胆固醇转酰基酶的活性，加速清除和排泄，减少胆固醇在动脉内膜的沉积，其中低强度规律的运动训练可通过提高机体抗氧化剂水平改善内皮细胞功能紊乱；另外运动可降低血糖、改善胰岛素抵抗、使内皮一氧化氮产生增加，同时减少内皮素-1 的水平，改善血管功能，从而改善高血压状态，还可使糖尿病特征性的心肌改变向正常逆转，增加心肌的葡萄糖氧化和利用，增强心肌的收缩功能。另外短暂的下肢运动即可改善患有早期外周血管闭塞症的糖尿病患者的足部皮肤血供。

虽然运动在糖尿病防治中具有重要地位，并且在通常情况下运动对糖尿病患者来说是安全的，但是由于糖尿病特殊的病理生理特点，决定了糖尿病患者的运动需要专业人员的指导和监督，否则可能会给患者带来不良后果，不恰当的运动方式、运动强度和运动时间可能带来的运动损伤包括诸如骨骼肌损伤、骨折、关节损伤、皮肤损伤、低血糖、蛋白尿、眼底出血、心肌缺血等。

一、安全性原则

1. 适应证

(1) 病情控制稳定的 2 型糖尿病。

(2) 稳定期的 1 型糖尿病。

(3) 超重的 2 型糖尿病——最佳适应证。

(4) 稳定期的妊娠糖尿病。

2. 禁忌证

(1) 血糖控制不佳(空腹血糖大于 16.7 mmol/L)、酮症或酮症酸中毒的患者。

(2) 明显的低血糖症，或者血糖波动大，发作时血糖<4.0 mmol/L。

(3) 各种急性感染期、心功能不全、严重心律失常并且活动后加重、严重的糖尿病肾病、糖尿病足、严重的眼底病变、新近发生血栓的患者。

二、科学性原则

(1) 运动前的评估。全面体检：排除潜在的疾病或损伤，了解有无慢性并发症，排除危险因素，以确保运动安全。检查内容包括：血糖、糖化血红蛋白、血压、心电图或运动试验、眼底、尿常规或微量白蛋白尿、足部和关节以及神经系统等。患者应与医生或专职糖尿病教育者讨论其身体状况是否适合做运动，并确定运动方式和运动量。

(2) 掌握运动口诀：一三五七。

一：时机，饭后 1 h(第一口饭计时)左右。

三:时间,活动 30～40 min。

五:频率,每周至少活动 5 次。

七:强度,运动后数脉搏,1 min 跳动次数以(170－年龄)为宜。亦可以自我感觉判断:微微出汗,微微发热,微微气喘,精神愉悦,能讲话不能唱歌。

(3) 运动宜在餐后 1 h(第一口饭计时)进行。可自 10 min 开始,逐步延长至 30～40 min,其中可穿插必要的间歇时间,运动累计时间一般以 20～30 min 为宜。运动最好选择在白天,尽量避免晚上运动,以免增加夜间低血糖的风险。

(4) 运动前先进行 5～10 min 的热身运动,帮助逐步增加运动强度,以使心血管适应,并提高关节、肌肉的活动效应,如步行、八段锦、保健操等。

(5) 运动方式可选择有氧运动与抗阻运动相结合。

(6) 运动强度的选择宜结合身体活动水平,推荐选择中低等强度运动,中等强度运动是指达到 50%～70%最大心率(220－年龄),运动时有点用力,心跳和呼吸加快但不急促,能说话但是不能唱歌。可选择的中低强度运动,具体的运动项目包括较低强度运动如快走、太极拳、高尔夫球、骑车、羽毛球、乒乓球;较高强度运动如游泳、慢跑、健身操、骑车上坡、跳舞。

(7) 1 型糖尿病患者:最好每天在固定时间运动,一周至少 3 次,每次 30 min,运动强度为最大心率的 60%～70%。2 型糖尿病患者每周应至少运动 5 次,每次 30～60 min,以增加热量消耗并帮助其减轻体重,因患者运动时间较长,故强度可略低,达到最大心跳数的 60%左右即可。每周应至少进行非连续性的抗阻运动(如举重物)2 次,最好能进行 3 次。

(8) 每周应至少进行 2 d 的中等强度抗阻运动(即 45%～65% RM)(1RM 为重复 1 次的最大力量),每天至少 8～10 次,每次运动应使主要肌群运动重复 10～15 次或接近疲劳,2 d 抗阻运动应间隔 1～2 d。抗阻运动有多种不同的方式,传统的抗阻运动有负重抗阻运动、对抗性运动、克服弹性物体运动、利用力量训练器械等,其中负重抗阻运动是最为常用的运动方式,如俯卧撑、哑铃、杠铃等项目,近年流行的弹力带也是较好的抗阻运动之一。

(9) 运动后应放松 5～10 min,可促进血液回流,防止突然停止运动造成的肢体瘀血,回心血量下降,引起昏厥或心律失常,如慢走、自我按摩等。

三、糖尿病患者的运动护理

(1) 运动时选择合适的鞋袜,注意鞋的透气性,鞋底不要太硬;袜子要穿棉袜,舒适透气吸汗、袜口宽松,注意保护足部预防受伤,运动后检查双脚。

(2) 切忌空腹运动。如有低血糖症状,立即停止运动,服用糖果或尽快进食,并加强血糖监测。随身携带糖尿病急救卡、水以及含糖食品。

(3) 糖尿病视网膜病变的患者禁忌剧烈运动，如举重物、跳跃类有氧运动，不要低头超过腰部；有高血压的患者不宜举重屏气；周围血管病变的患者应走-休息-走相结合；周围神经病变的患者应避免过度伸展，不负重。

(4) 坚持量力而行、循序渐进、持之以恒的原则，运动有节律，由低强度开始。如果进行长时间强烈运动，应监测血糖并注意遵医嘱调整胰岛素或口服降糖药的用量，关注运动后血糖变化，记录运动手册。

第二节　八段锦在糖尿病康复过程中的应用

八段锦是中国古代著名的气功导引功法，起源于北宋，至今已有800多年的历史，分为立式八段锦与坐式八段锦，坐式八段锦由于功法复杂近代日渐式微，这里提及的八段锦主要指立式八段锦。新编立式健身气功八段锦全套功法分八式，古人把这套动作比喻为“锦”，意为动作舒展优美，如锦缎般优美、柔顺，它通过调形、调息、调意，发挥治疗和保健作用。研究证明八段锦可显著改善糖尿病患者的生活质量和健康状态，动作简便易学，不受天气、场地和运动时间限制，疗效确切，值得临床上进一步推广应用。

一、八段锦每一势同传统中医学脏腑经络理论关系密切

第一势：双手托天理三焦。“三焦”是人体元气与水液疏布的通道。这一势通过上托下落、对拉拔伸，以利元精上下布散，滋润濡养五脏六腑。

第二势：左右开弓似射雕。左右开弓，有利于抒发胸气，消除胸闷，并能疏理肝气，治疗胁痛。

第三势：调理脾胃须单举。左升右降对拉，符合“脾主升清，胃主降浊”的原理，这一势有利于健脾胃、舒肝胆。

第四势：五劳七伤往后瞧。五劳一般指心、肝、脾、肺、肾五脏的劳损；七伤指怒、喜、忧、思、悲、恐、惊七情的伤害。五劳七伤是致病之源。这一势扭头旋臂，调理大脑与脏腑联络的交通要道——天柱(及脊椎)，从而改善大脑对脏腑的调节能力，并增强免疫功能。

第五势：摇头摆尾去心火。“心火”常由思虑过度、内火旺盛所致，可见心烦口疮、失眠多梦、便秘尿赤等症。降心火须得肾水，心肾相交才能水火既济。这一势

上身前俯，尾闾摆动，可以使肾水得升、心火得降。

第六势：双手攀足固肾腰。前屈后伸、双手按摩腰背下肢，使督脉和足太阳膀胱经等得到充分拉伸，对生殖系统、泌尿系统以及腰背部的肌肉都有良性刺激作用。

第七势：攒拳怒目增气力。马步冲拳，怒目瞪眼，可刺激肝系经脉，使肝血充盈，肝气疏泄，强健筋骨。

第八势：背后七颠百病消。提踵颠足，内可按摩五脏六腑，外可舒缓筋骨。有谚云：百步走不如抖一抖。所以这一势有“消百病”的功效。

二、八段锦对改善2型糖尿病患者血糖血脂、心理状态等方面有着独特的优势

1. 八段锦对糖尿病前期的干预作用

研究表明八段锦能显著降低糖尿病前期患者的血糖、糖化血红蛋白和血脂，可预防或延缓糖调节受损发展为糖尿病，在改善糖尿病前期患者的物质代谢等方面有确切作用。

2. 八段锦能够辅助治疗2型糖尿病患者

近年大量研究都已证明八段锦对2型糖尿病患者的血糖、血脂、胰岛素抵抗等方面有较好的改善作用。能够改善老年人的心肺功能，增强心肌收缩力，增加心输出量，提高血管弹性，降低心肌耗氧量和外周阻力，增加肺活量，增强2型糖尿病患者的呼吸机能，使体重指数、腰臀比显著改善，体脂减少，脂类代谢和糖耐量得到显著改善，八段锦还对2型糖尿病患者的血管弹性程度、血流情况都有着较好的改善作用。

3. 对2型糖尿病患者心理状态方面的作用

八段锦运动锻炼对提高患者心理健康水平、主观幸福感具有明显的积极影响，能够改善糖尿病伴抑郁患者的抑郁症状及失眠状态、提高其生活质量。

三、八段锦运动的评估及护理要点

1. 八段锦运动的要点

练习八段锦时要注重“柔和、缓慢、圆活、连贯、松紧结合、动静相兼”，八个动作的缓慢用力之处，在外观上看略有停顿之感，但内劲没有停，肌肉会继续用力，使相应的部位受到一定强度的刺激，有助于提高锻炼效果，做到神与形合，气寓其中。

2. 八段锦运动前的评估

进行八段锦练习前要对患者做全身评估，如合并严重的心脑血管疾病及骨关节疾病，认知功能障碍或生活不能自理，眼底出血，伴有急性或严重并发症(如糖尿病足，或肢体残疾)的患者均不能练习八段锦，制订运动计划前首先要评估患者的具体情况，了解有无并发症、排除运动危险因素。运动前要监测血糖，如血糖＞16.7 mmol/L应避免运动。

3. 八段锦运动时的注意事项

八段锦运动时衣着宽松，穿适宜的鞋袜；根据天气情况，适当增减衣物，注意防寒保暖，预防感冒；防止皮肤损伤，极小伤口也要重视；注意观察患者的情况，患者如果出现头晕、心慌、乏力、呼吸困难、大汗淋漓应停止运动，监测血糖并补充含糖食物。八段锦运动时的呼吸包括胸式呼吸、腹式呼吸和胸腹式完全呼吸 3 种方法。要求用鼻腔平和缓慢地深呼深吸，辅以冥想，一静一动，相得益彰，提高大脑入静效果，能起到松弛身心、缓解压力、调整心态的作用，八段锦作为传统的养生气功，强调“形、气、意”的配合，在练习八段锦的同时配以合理的呼吸方法，会使练习者气血充盈，动作更加饱满，收到事半功倍的效果，但初练者应遵守循序渐进的原则，根据自身情况，采取舒服自然、合理适当的呼吸方式，待动作熟练后再有意识地进行呼吸方式的锻炼，最后达到“不调而自调”的状态。

4. 八段锦运动后的监测

八段锦运动强度以微微出汗为宜，适宜心率＝170－年龄，运动后多喝水并监测患者的血糖、血压等，做好记录，观察运动的疗效及不良反应，以及时进行调整。当运动量增加时，要警惕运动后迟发低血糖的危险，应当监测运动当晚的夜间血糖。

四、八段锦运动的步骤和配图

(1) 直立，两足分开，与肩同宽。由起势，两手手指交叉，然后徐徐上托、翻掌，掌心朝上如托天状，同时顺势踮两脚跟，再将两臂放下复原，同时两脚跟轻轻着地。如此反复六遍。若配合呼吸，则上托时吸气，复原时呼气。如图 3.1 所示。

(2) 直立，左足横跨一大步，下蹲作马步。两臂在胸前交叉，右外，左内，眼看左手，然后左手握拳，食指翘起向上，拇指伸直与食指成八字撑开。接着左臂向左推出并伸直，头随而左转，眼看左手食指，同时右手握拳，展臂向右平拉作拉弓状。动作复原后左右互换，左右各三遍；如配合呼吸，则展臂及拉弓时吸气，复原时呼气。如图 3.2 所示。

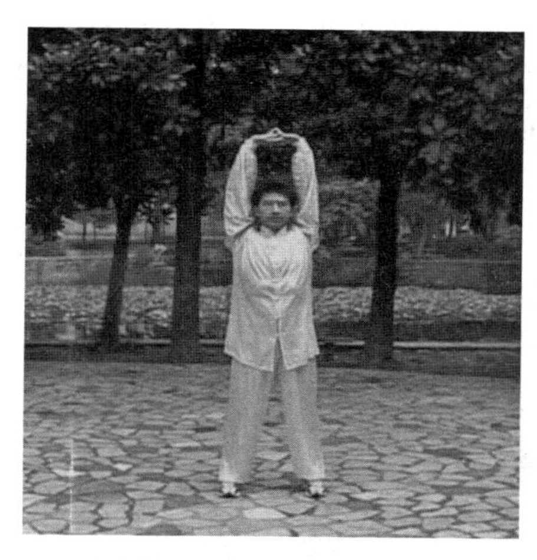

图 3.1 两手托天理三焦

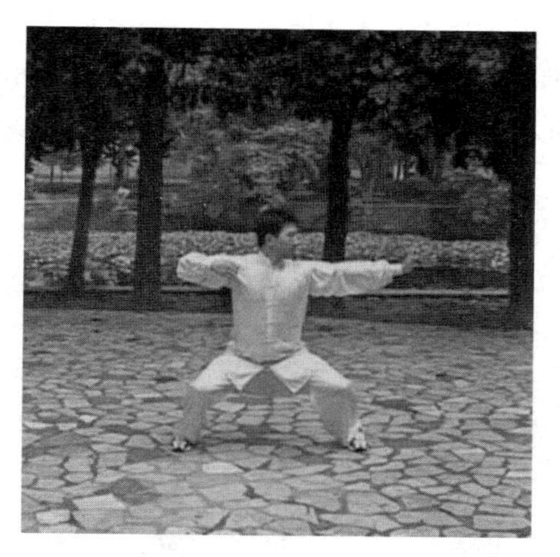

图 3.2 左右开弓似射雕

(3) 直立,由起势,两足分开,与肩同宽。左手翻掌上举,五指并紧,掌心向上,指尖向右,同时右手下按,掌心向下,指尖向前。动作复原后,两手交替反复进行,左右各三遍,如配合呼吸,则上举下按时吸气,复原时呼气。如图 3.3 所示。

(4) 直立,由起势,两足分开,与肩同宽。以两手上臂为轴,前臂反转、掌心朝外,然后头慢慢左顾右盼向后观望,左右各三遍。如配合呼吸,则向后望时吸气,复原时呼气。则上举下按时吸气,复原时呼气。如图 3.4 所示。

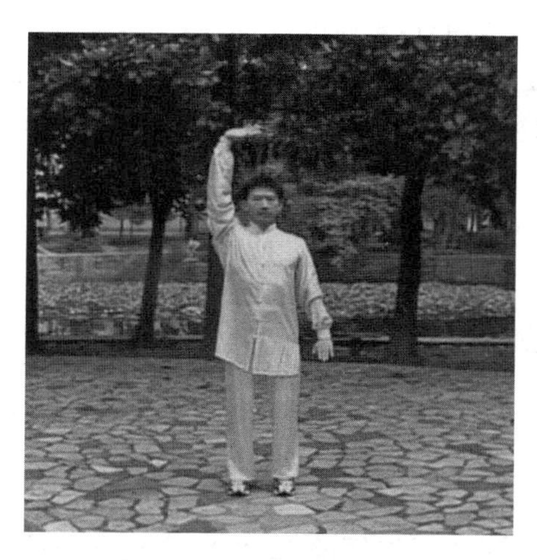

图 3.3 调理脾胃须单举

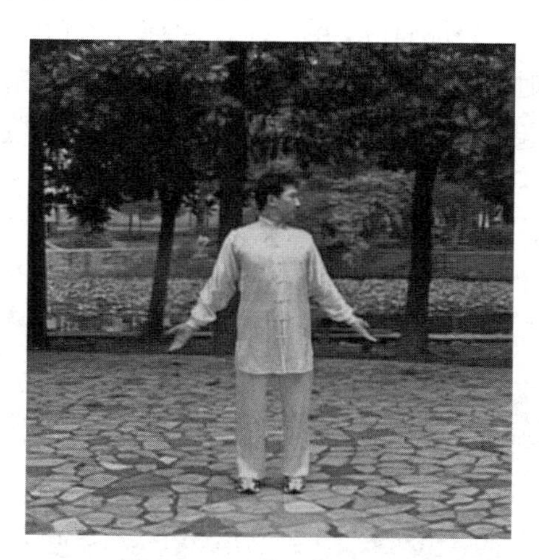

图 3.4 五劳七伤往后瞧

(5) 两足横开,相距约三足底的长度,两腿屈膝下蹲成马步,两手张开,虎口向内,扶住大腿前部,头部及上体作圆环形转摇,转动一圈后再反方向转摇,在转腰的同时,适当摆动臀部,左右各三遍。如配合呼吸,则在转摇时吸气,复原时呼气。如图 3.5 所示。

(6) 直立,并足,两膝挺伸、上身前俯,以两手攀握两足趾(如碰不到,不必勉强),头略昂起,然后恢复直立姿势,同时两手握拳,并抵于腰椎两侧,上身缓缓后仰,再恢复直立姿势,反复六遍。本势采用自然呼吸。如图 3.6 所示。

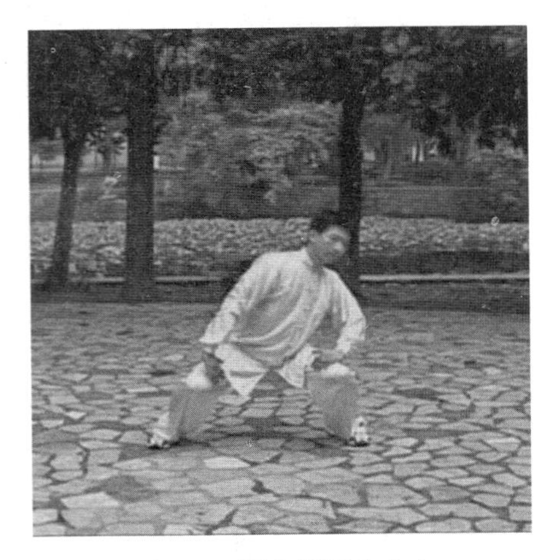

图 3.5 摇头摆尾去心火

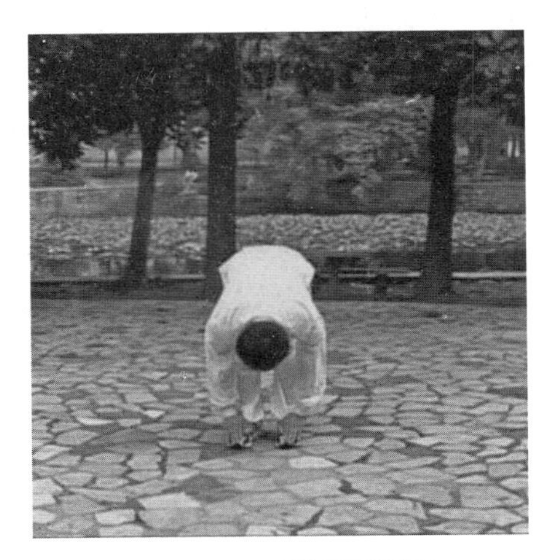

图 3.6 两手攀足固肾腰

(7) 两足横开,两腿屈膝成马步,两手握拳放在腰旁,拳心向上,左拳向前方缓缓击出,左臂伸直,拳心向下,两眼睁大,向前虎视,然后收回左拳,如法击出右拳,左右交替进行,左右各三遍。如配合呼吸,则击拳时呼气,收拳时吸气。如图 3.7 所示。

(8) 直立,并足,两手握拳,紧贴肾俞,两膝伸直,足跟并拢提踵,离地数寸,同时昂首,作全身提举势,然后足跟自然落地复原,反复七次。如配合呼吸,则足跟提起时吸气,足跟着地时呼气。如图 3.8 所示。

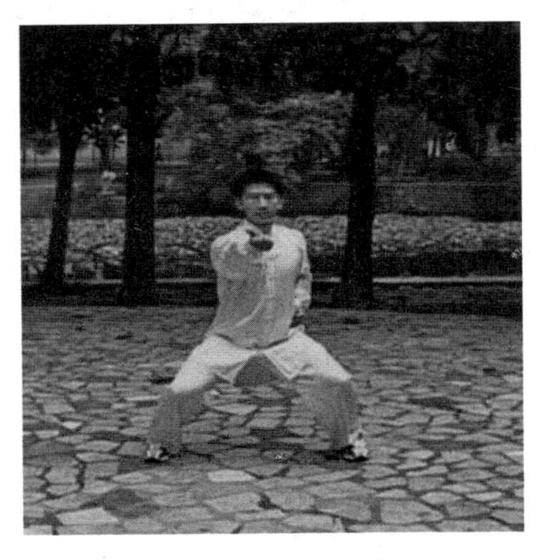

图 3.7 攒拳怒目增气力

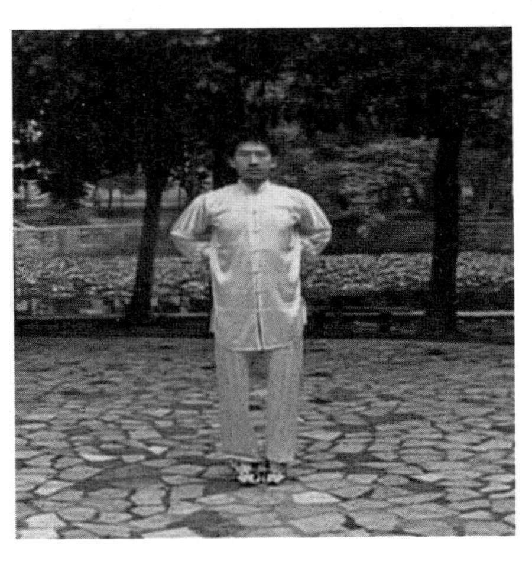

图 3.8 背后七颠百病消

第四章　糖尿病中医护理技术

第一节　糖尿病艾灸疗法(艾盒灸)

艾灸疗法起源于远古时代人们对火的发现与使用。约2万年前,“山顶洞人”已经掌握了人工取火的方法,于是人们开始使用火将动物烤熟而食,在烤食物的过程中,有时火星会溅到身体上,溅到身体痛处后就会感觉疼痛明显减轻,于是人们就用火烤痛处的方法来减轻疼痛。经人们不断总结和历代医家实践,最后认为“艾”是灸治疼痛的很好原材料,于是便有了今天的艾灸。到了明清时期,灸法已经成熟,直接灸、间接灸(隔物灸)、艾盒灸、艾灸仪等已出现。本书介绍艾盒灸在糖尿病中的应用。

一、意义

采用现代艾灸盒施灸,具有中医“简、便、廉”的特点,避免护士长时间手持艾条,可同时做6～8位患者,一方面节约时间,另一方面亦节约护士人力资源。护士近距离接触患者,艾灸结束后指导患者做相应穴位按摩,增加患者舒适度体验;艾灸后糖尿病患者肢体麻、凉、痛、乏力等症状得到改善,提高了患者满意度。艾盒灸的优势还在于其直接作用于患处,具有药物和非药物的双重作用,借药物和艾燃烧后产生的温热刺激渗透到表皮、结缔组织、血管、神经系统并为组织所吸收。改善周围组织营养,促进血液循环,扩张血管,激发机体自身调节功能,增强机体抵抗力,达到防病保健、治病强身、延年益寿的目的。

艾灸疗法可广泛用于内科、外科、妇科、儿科、五官科疾病,尤其对乳腺炎、前列腺炎、肩周炎、盆腔炎、颈椎病、糖尿病等有特效。现代医学研究表明,艾灸可以通过经络调整人体生理功能,促进新陈代谢,增强血液循环,调整内分泌,提高机体免疫力和防病能力。有研究者发现艾灸可降低糖尿病患者空腹血糖、餐后2 h血糖和糖化血红蛋白。艾灸可以帮助患者修复受损胰岛细胞，激活再生，逐步实现胰岛素的自给自足。还有研究者发现艾灸脐部神阙穴可以降低糖调节受损患者的糖化血红蛋白。另有众多的文献支持艾灸对糖尿病周围神经病变、周围血管病变，糖尿病性胃轻瘫、糖尿病尿潴留、尿失禁、糖尿病性腹泻的治疗有很好的作用。

二、作用及原理

艾灸，是用菊科植物艾叶做原料，已知艾叶含 17 种化合物，制成艾绒、艾柱或艾条，以艾绒为主要原料点燃后置于体表的相应穴位进行温熨，借助艾火的纯阳热力和药力，通过经络、俞穴的传导达到温阳散寒、疏通经络、调节气机的功效。艾灸具有温阳补气、温经通络、消瘀散结、补中益气的作用。艾燃烧过程中产生的艾烟和挥发油具有抗菌和抗病毒的作用，能清除自由基和过氧化脂质，对糖尿病足起到提前干预、延缓进一步发展的作用。

足三里属足阳明胃经，有健脾益气、和胃之功效，可扶正培元，调和气血为全身强壮之要穴；可帮助改善消化功能，促进糖代谢。三阴交属足太阴脾经，为脾、肝、肾 3 条阴经的交会穴，脾统血为气血生化之源，肝藏血，肾藏精，精血互生，故三阴交穴对人体血液的生成、储存及运行具有调节作用；治下肢痿痹、阴虚诸证。现代研究还发现艾灸三阴交穴有改善和降低血液黏稠度的作用，可使红细胞的集聚下降，血液循环加速，红细胞携氧能力增强，有利于机体的康复及致病因子的排出，从而促进组织的恢复。涌泉穴属足少阴肾经，乃是肾经的首穴，有滋肾益阴作用。选择配穴神阙基于《难经·十六难》中详述了脐与五脏之间的关系，脐中央对应脾胃，取之补脾胃以健五脏。气海穴为补气之要穴。中极穴经属任脉，膀胱之募穴，能调理下焦，清利湿热。关元穴为任脉与足三阴经的交会穴，为元气所存之处，温补下元，鼓舞膀胱气化，以达启闭通便功效。通过艾灸上述诸穴达到补益气血、滋阴养肾、温通经络、行气利水、利尿通淋、活血止痛、扶正祛邪的功效，从而促进血液循环，增强机体抵抗力，改善糖尿病患者诸症，延缓糖尿病并发症的发生、发展。

三、适应证

艾灸最适合阳虚、气虚人群。糖尿病合并腰膝酸软，乏力，肢体麻木、发凉、疼痛，多尿，尿潴留，尿失禁，腹泻等症状。

四、禁忌证

(1) 糖尿病酮症及酮症酸中毒，妊娠糖尿病，急性感染性疾病。

(2) 下肢活动障碍，皮肤破溃处，足部温度觉感觉异常者。

(3) 实热证或阴虚发热者。

五、操作方法

评估患者病情、心理状况，评估患者足部温度觉情况，采用北京迪美德尔科技有限公司的糖尿病并发症诊断箱中 Tip-Therm 凉温觉检查器测量温度觉，温度觉正常者遵医嘱予艾灸。环境安静舒适，空气流通，冬季注意保暖。

(1) 用物准备：单孔艾条盒、六孔艾灸盒、清艾条、打火机、酒精灯、防燃垫、灭火小口盒、盛清水的弯盘。

(2) 艾灸方法：患者取仰卧位，排空二便，下肢处铺软玻璃防燃垫防艾灰脱落燃烧垫褥，帮助患者将裤脚拉至膝盖上，准确选择双侧足三里(小腿前外侧犊鼻穴下 3 寸(10 cm)，胫骨旁开一横指处)、三阴交(内踝尖上 3 寸(10 cm)，胫骨内侧后缘)和涌泉穴(足二三趾缝连线中点与足跟连线的前 1/3 处，足底屈趾凹陷处)。将点燃的清艾条插入艾灸盒顶管中(内有不锈钢弹簧片夹持)，上下移动，以艾条点火端插入的深度从艾灸盒透视孔中间刚好看到为宜。将单孔艾灸盒松紧带系好准确固定于下肢相应穴位，艾条点火端距离患者皮肤 3～4 cm。每日艾灸 4～6 穴，主穴交替灸足三里、三阴交、涌泉穴；配穴用六孔艾灸盒灸神阙穴或气海、中极穴等，腹部或背部灸时皮肤上加垫 4 层纱布，严防烫伤。每穴施灸时间 15～25 min，每天 1 次，8～10 d 为 1 个疗程。艾灸结束后指导患者做相应穴位按摩，并嘱饮温水 200 mL。

(3) 穴位选择。主穴：足三里、三阴交、涌泉穴。辩证(症)选择气海、关元、中脘(多食消瘦)、神阙、胰俞、脾俞、肺俞(多饮)、肾俞(多尿)、中极、归来(尿潴留、尿失禁)等穴位。

① 脾虚胃热证。配穴：百会、脾俞。

② 气阴两虚证。配穴：胰俞、肺俞。

③ 阴阳两虚证。配穴：肾俞、神阙、中极。

六、注意事项

(1) 严格执行艾灸操作质量标准，向患者说明配合事项及注意要点，宣教勿自行调节艾灸条到皮肤的距离和艾灸时间。

(2) 施灸时加强巡视,以免艾条移动,防止艾火掉下烧伤皮肤与烧坏衣褥,严防烫伤。

(3) 患者如有不适或局部感觉发烫应立即停止操作并配合处理。卧床的老年患者慎用,艾灸时间不超过 15 min,经常巡视询问患者的感受,观察皮肤情况。

(4) 艾灸过程中避免对流风,防止艾烟过大,刺激呼吸道,对艾烟敏感的患者给予佩戴口罩或使用无烟艾灸。

七、操作流程

糖尿病艾灸疗法(艾盒灸)的操作流程如图 4.1 所示,糖尿病艾盒灸如图 4.2 所示。

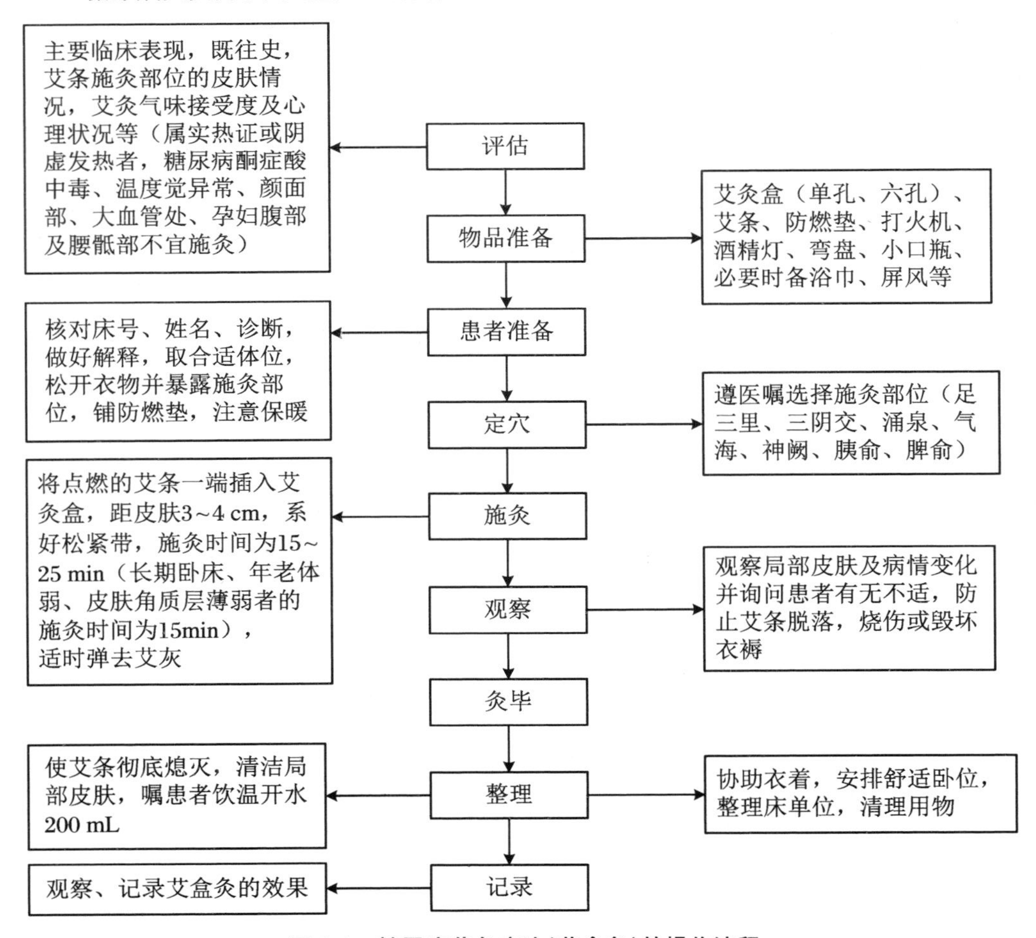

图 4.1 糖尿病艾灸疗法(艾盒灸)的操作流程

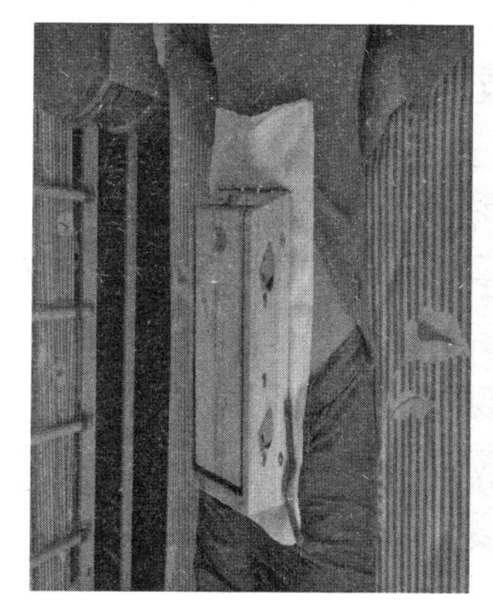
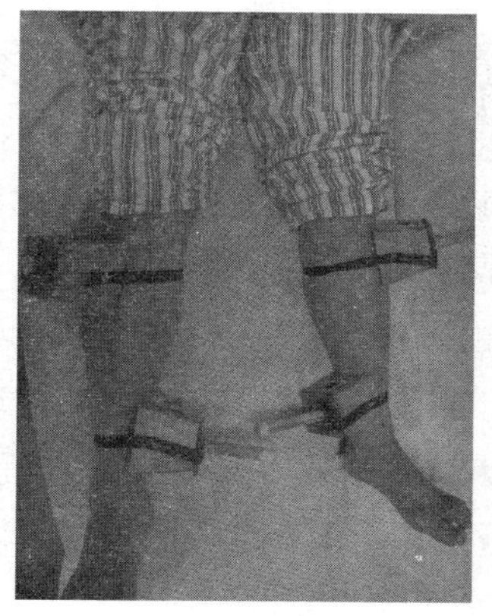
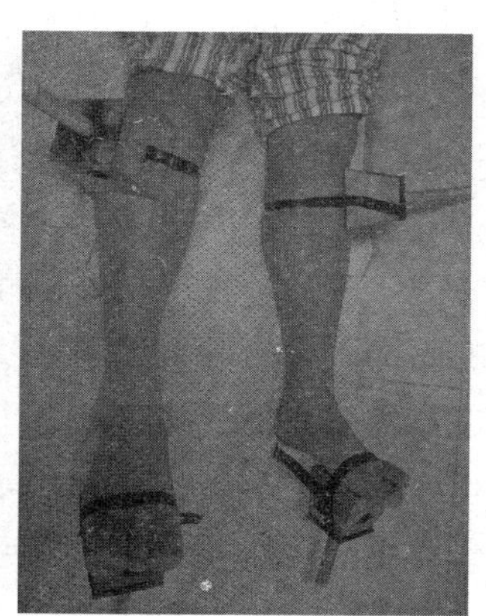

图 4.2　糖尿病艾盒灸

第二节　糖尿病耳穴埋豆疗法

糖尿病是由遗传和环境因素相互作用而引起的一组以慢性高血糖为共同特征的代谢异常综合征，因胰岛素分泌或作用的缺陷，或者两者同时存在而引起的碳水化合物、蛋白质、脂肪、水和电解质等代谢紊乱。中医属于“消渴”的范畴。本病是一种慢性终身性疾病，给社会和家庭带来了沉重的负担。近代将耳穴埋豆疗法应用于糖尿病等疾病的防治和康复方面均有较好疗效。

一、意义

耳穴埋豆是常用的中医外治法之一，耳穴埋豆疗法又称耳穴贴压法，是将代替耳针的药丸、药籽、谷类或其他物品置于胶布上，贴于穴位，用手指按压，刺激耳郭上的穴位或反应点，通过经络传导，达到防治疾病目的的一种操作方法，它具有以丸代针、刺激持久、疗效确切、取材方便、易学易懂、操作简便、不良反应小等特点，并且对疾病的诊断有一定的参考意义，因此，耳穴埋豆疗法在临床护理中应用十分广泛。

二、作用及原理

耳穴疗法是祖国医学的重要组成部分，早在 2000 多年前，中国最古老的医书

《黄帝内经》的《灵枢》中即有关于望耳查病及耳穴治病的记载。历代医学文献记载说明我国耳穴诊治疾病的历史悠久，并一直在民间为劳动人民应用。《卫生宝鉴》指出“五脏六腑、十二经络有络于耳”。耳穴是联络脏腑经络的“门户”，因此五脏六腑的病变必然反映至耳，所以通过耳穴刺激法可以达到治疗及预防疾病的目的。中医学认为各脏腑组织在耳郭均有相应的反应点，即耳穴。刺激耳穴可对相应脏腑起到一定的调理作用，利用体表与脏腑关联的反应点，具有疏通经络、调整脏腑、运行气血、平衡阴阳、活血止痛、强身健体之功效，能体现中医的整体观念。

现代医学研究表明，耳穴与躯体的关系是通过交感神经调节的。耳穴的血管壁与血管之间有大量的交感神经纤维分布，通过按压耳穴能刺激感觉神经末梢，产生神经反射作用，使内脏功能得以调节，恢复常态。

耳郭分为凹面的耳前和凸面的耳背，当人体发生疾病时，往往会在耳郭相应的部位出现“阳性反应点”，如压痛、变形、变色、结节等，这些反应点就是耳针防治疾病的刺激点，又称耳穴，耳穴的分布有一定的规律，总体上形如一个倒置的胎儿，与头面相应的穴位在耳垂，与上肢相应的穴位在耳舟，与躯干和下肢相应的穴位在对耳轮体部和对耳轮上、下脚，与腹腔脏器相应的穴位集中在耳甲艇，与胸腔脏器相应的穴位在耳甲腔，与消化道穴位相应的穴位在耳轮脚周围，与耳鼻喉相应的穴位在耳屏周围。

选穴原则如下：

（1）按相应部位取穴。当机体患病时，在耳郭的相应部位上有一定的敏感点，它便是本病的首选部位。

（2）按辨证取穴。根据中医基础理论辨证选用相关的耳穴。

（3）按现代医学理论取穴。耳穴中一些穴名是根据现代医学理论命名的，如“交感”“肾上腺”“内分泌”等，这些穴的功能基本上与现代医学理论一致，故在选穴时应考虑到其功能。

（4）按临床经验取穴。从临床实践中发现有些耳穴对某些疾病具有特异的治疗作用，如“外生殖器”穴可以治疗腰腿痛，“神门”可治疗痛症等。

消渴病患者辨证选穴：口干多饮可选择皮质下、内分泌、糖尿病点、脾、胰、三焦等穴位；多食易饥可选择皮质下、内分泌、糖尿病点、脾、胰、饥点等穴位；肢体麻木、疼痛、发凉可选择皮质下、内分泌、糖尿病点、脾、足等穴位；腰膝酸软可选择皮质下、内分泌、糖尿病点、肾、胰等穴位。伴失眠可加神门，伴颈肩痛可贴压主穴：皮质下、内分泌、糖尿病点、颈椎穴；配穴：神门、肾、肩穴。糖尿病足可选择耳穴：神门、皮质下、交感，辅穴为趾。

三、适应证

(1) 疼痛性疾病，如消渴病痹症下肢疼痛者。

(2) 炎性疾病。

(3) 功能紊乱性疾病：失眠等。

(4) 内分泌代谢紊乱性疾病：消渴病伴口干、口渴等。

四、禁忌证

耳郭上有湿疹、炎症、溃疡、冻疮破溃则不宜用此法；习惯性流产的孕妇；妊娠糖尿病也慎用，尤其不宜用子宫、卵巢、肾、内分泌等穴位；年老体弱、有严重器质性疾病者慎用；严重心脏病及肝肾衰竭者不宜用此法。

五、操作方法

1. 评估

(1) 患者的病情，血糖情况，根据具体情况选择穴位。

(2) 耳郭部位的皮肤情况，耳穴的阳性反应，有无红晕、压痛点。

(3) 女性患者还需了解月经情况、生育史、有无流产史，当前是否妊娠。

(4) 患者的心理状态，对疾病的认识，对疼痛的耐受程度。

(5) 病室环境、温度适宜。

2. 目标

平衡阴阳，调理脏腑，疏通经络，活血止痛。

3. 用物准备

治疗盘，75%酒精，棉签，镊子，探棒，王不留行籽贴，弯盘，手消毒剂。

4. 操作步骤

(1) 核对医嘱，备齐用物，携至床旁，做好核对解释，取得合作。

(2) 取合适体位。检查耳部皮肤有无破损和污垢，必要时擦净双耳。

(3) 定穴前交代患者说出定穴的感觉(热、酸、麻、胀、痛)。

(4) 耳穴探查：遵照医嘱选择耳穴部位并探查耳穴(可按照观察法、按压法进行)，常用按压法，即一手持耳郭后上方，另一手持探棒由上而下，在疾病相应区域内以均匀的压力寻找压痛点或对肉眼观察到的阳性反应点探压，当压及敏感点时，患者会出现皱眉、呼痛、躲闪等反应，应告诉患者仔细体会压痛的程度，压痛最明显的为耳穴埋籽治疗点，找不到压痛点可按穴位治疗，根据患者病情选择相应穴位3～4个。

（5）消毒皮肤两次，待干。

（6）埋籽：用镊子取王不留行籽，按压在耳穴上并给予适当贴压（拇、食二指指腹面相对揉压），询问患者有无热、酸、麻、胀、痛等得气感，以有疼痛或胀痛感，能忍受为度。嘱患者演示按压方法。

（7）操作完毕，协助患者取舒适体位，整理床单位，健康教育。

（8）清理用物，归还原处，洗手，记录并签名。

六、注意事项

（1）严格消毒，预防感染。若局部红肿，可用皮肤消毒液消毒，每日2～3次，以防引起软骨膜炎。

（2）王不留行籽应保证光滑，大小、硬度合适，不宜选用有尖角或不光滑的种子，以免按压时损伤皮肤，种子如果发霉，则不能使用。

（3）按压时力度不可过大，切勿揉搓，潮湿脱落后及时更换，对胶布过敏者，可缩短贴压时间并加压肾上腺、风溪穴，或改用其他耳针方法治疗。

（4）埋豆后指导患者每日按压各穴3～5次，以拇指和食指相对按压贴压物，每次每穴50下，勿揉搓，手法由轻到重，以患者略感热、酸、麻、胀、痛感的得气感为度。留置期间密切观察患者有无不适等情况。

（5）留籽期间视季节气候而定。夏季可留1～3 d，春秋季2～3 d，冬季5～7 d。

（6）告知护理中的要点。第一取穴的准确性以解剖位置和按压反应酸胀感（得气）为准；第二按压需轻柔，防止皮肤破损造成损伤。

七、操作流程

糖尿病耳穴埋豆疗法的操作流程如图4.3所示，耳部穴位如图4.4所示。

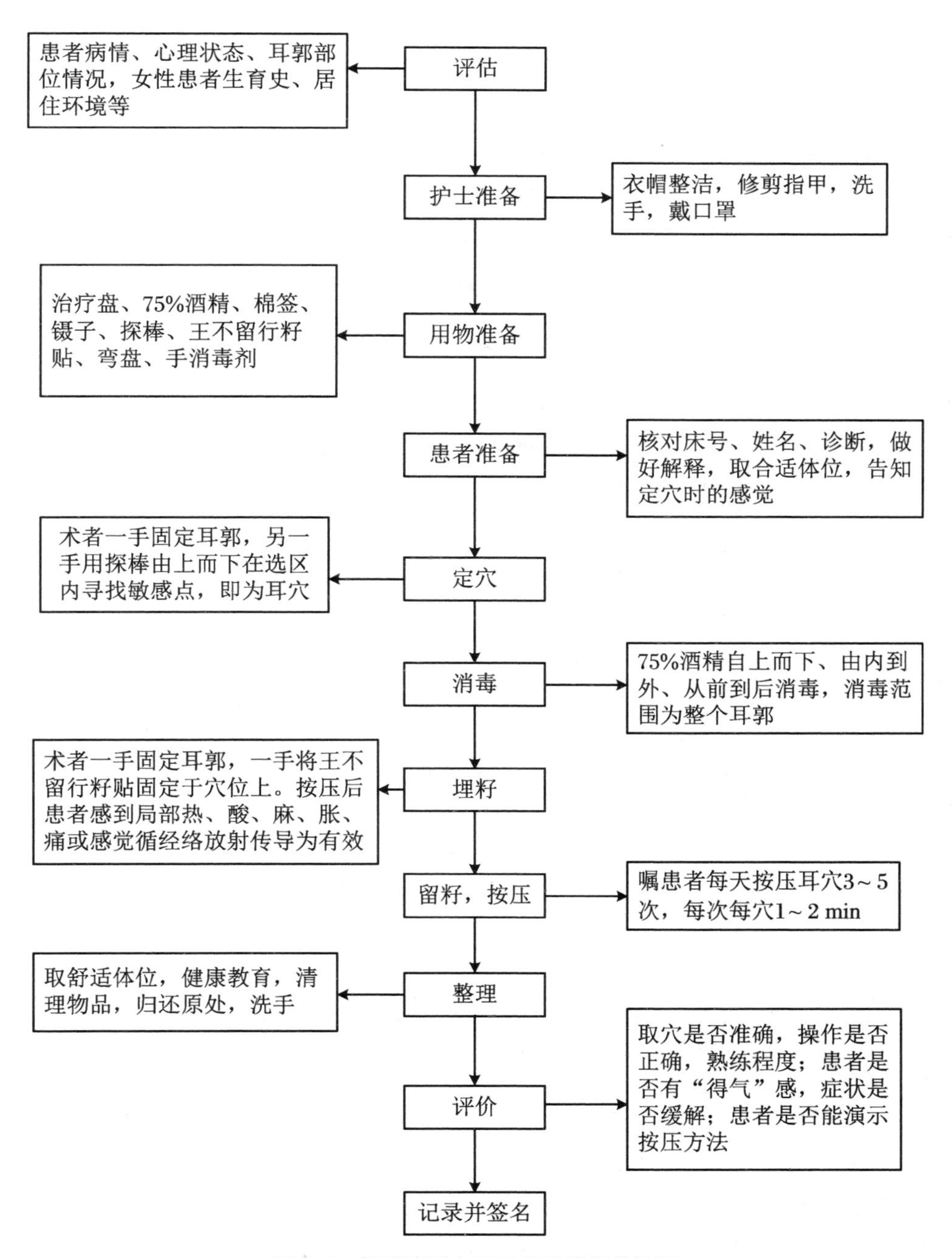

图 4.3 糖尿病耳穴埋豆疗法的操作流程

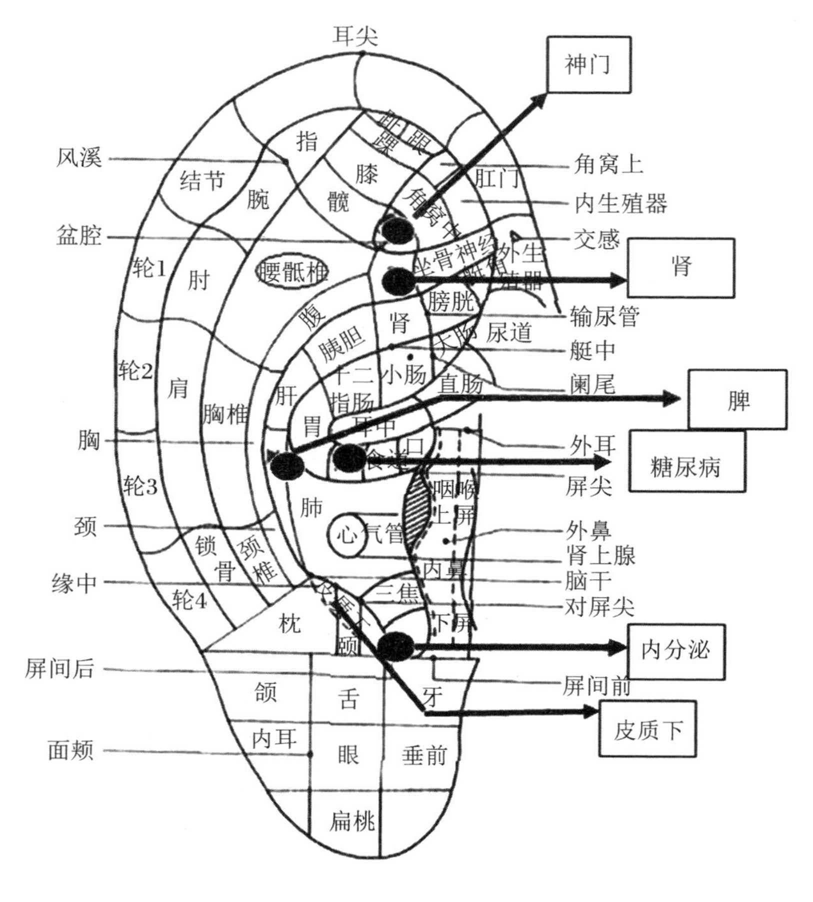

图4.4　耳部穴位

第三节　糖尿病中药穴位贴敷

中药穴位贴敷作为中医外治法之一，是在体表特定部位或某些穴位上贴敷药物，通过药物和穴位的共同作用治疗疾病的一种方法。贴敷相应穴位治疗糖尿病相关并发症，如消渴病痹症(周围神经病变、血管病变)等，对糖尿病伴肢体麻凉痛、腰膝酸软、便秘、失眠、高血压、咳嗽等症状可起缓解作用，提高患者的生活质量。

一、意义

中医学认为人体体表与脏腑是一个不可分割的封闭整体，通过贴敷体表穴位发挥着中药治疗相关脏腑的功效。对于糖尿病患者中药穴位贴敷预防皮肤破溃是关键，可创新采用赋形剂少许姜汁加凡士林搓药丸，用弹性透气型自贴式敷料固定，避免皮肤出现不良反应。中药穴位贴敷具有中医“简、便、廉”的特点，帮助改善糖尿病患者临床症状，延缓并发症发生，帮助提高患者满意度。

二、作用及原理

中医传统理论认为外病内治，内病外治，主要基于中医学的整体论学术思想。由于经络“内属脏腑，外络肢节”，所以具有沟通表里上下，联系腑脏内外的作用，中药穴位贴敷通过发挥药物对俞穴的刺激和依靠经络的传导，从而发挥中药治疗相关脏腑疾病的作用。经络并非是简单的体表循行路线，而是一个多功能、多层次、多体态的调控系统，当中药贴敷在穴位上时，会影响其他层次的生理功能，在循环感应过程中，其产生相互激发、相互协同、作用叠加的效果，导致了生理上的放大效应。俞穴还具有储存药物的作用，将药物的理化作用较长时间的停留在俞穴或释放到全身从而产生整体的调节作用，使疾病得以改善和治愈。研究显示，穴位贴敷治疗不仅是药物吸收途径不同的问题，更主要的是通过经络俞穴的吸收过程所产生的整体效应不同。

如消渴病痹证是在气阴两虚的基础上，患者五脏功能失调，导致瘀血内生、瘀血痹阻、络脉不通，出现肢体麻木、乏力、疼痛等症；治疗上宜采用滋阴通络之法。痹即闭塞不通之意。我们选用益气滋肾、活血通络止痛之方剂；选择交替贴敷胰俞、脾俞、肾俞、足三里、三阴交或涌泉等穴位，能激发经气，疏通经络，通调气血，则肢体麻木、乏力、发凉、疼痛、感觉异常、腰膝酸软等症可缓解。胰俞从名称上可得知其对降血糖有效果是经验效穴。脾俞、肾俞归属足太阳膀胱经，是气血生化之源。足三里归属足阳明胃经，有健脾益气、调和气血功效，为全身强壮之穴。三阴交归属足太阴脾经，对人体血液的生成、储存及运行具有调节作用。涌泉穴归属足少阴肾经，乃是肾经的首穴，有滋肾益阴的作用。

三、适应证

(1) 消渴病痹证患者临床表现为肢体麻木、发凉、疼痛、乏力、感觉异常等。

(2) 糖尿病自主神经病变如:便秘、腹泻、尿潴留、胃轻瘫、高血压等。

(3) 糖尿病伴咳嗽、失眠等症状。

四、禁忌证

(1) 糖尿病酮症酸中毒;妊娠糖尿病及哺乳期患者。

(2) 糖尿病坏疽处。

(3) 局部皮肤感染或溃疡者。

(4) 对贴敷中药或敷料成分过敏者。

五、操作方法

护士准备:着装整洁、洗手、戴口罩。评估患者了解病情:评估患者当前的主要症状,了解既往史、心理状况、药物过敏史、皮肤情况。用物准备:贴敷中药丸、治疗盘、治疗碗、酒精、棉签、自贴式敷料(低过敏型)、穴位定位尺、剪刀、弯盘。环境准备:光线明亮、整洁。将用物携至床旁,向患者解释,取得合作。安排合理体位,暴露贴敷部位,注意保暖。

贴敷药物常选择通经开窍活络类、气味俱厚类药物。如消渴病痹症患者选择自拟贴敷方药,组方:黄芪 20 g、当归 12 g、生地 15 g、延胡索 12 g、葛根 10 g、鸡血藤 10 g、威灵仙 10 g、丁香 10 g、柿蒂 10 g。贴敷所用中药材统一从中药房领取一定数量后在药剂加工室研粉,封袋储存于科室阴凉干燥处。贴敷常用赋形剂有醋、蜂蜜或姜汁等,调成糊状。为防止姜汁对糖尿病患者皮肤刺激导致破溃及蜂蜜对血糖的影响,我们创新采用磨碎的中药粉以赋形剂:1/3 姜汁加 2/3 凡士林搅拌成均匀的药泥。将药泥搓成小弹珠大小的药丸,选定穴位贴后将药丸压成 2~3 mm 厚的药饼。用弹性透气型自贴式敷料妥善固定,此敷料可减少过敏,有效防止皮肤破溃。首次贴敷 2 h,以后每日 1 次,每次 4~6 h,6~8 d 为一疗程。

选穴方法:中药穴位贴敷治疗的选穴方法有其自身的特点和规律性,根据中医传统理论辨病辨证的方法,正确选择合适的治疗俞穴,直接影响疾病的治疗效果,目前主要有以下几种选穴方法。

1. 局部选穴

主要分以下两种:一是在身体病灶局部选择适当的穴位或阿是穴进行中药贴敷治疗,多用于治疗皮肤表层的疾病;二是内脏病灶局部选穴,结合现代医学的生理病理知识,在内脏疾病局限性病灶部位选择俞穴,直接用药。例如神阙穴,现代医学研究认为,脐在胚胎发育过程中为腹壁最后闭合处,表皮角质层最薄,且脐下无脂肪组织，故渗透性较强，药物分子较易透过皮肤吸收，弥散入血而通达全身；中医传统理论认为神阙为任脉俞穴，又为冲脉循行之地，冲脉为经脉之海，内连十二经脉、五脏六腑，外用药物通过脐眼吸收，可以通经贯络而作用于全身。

2. 四肢穴

尤其涌泉穴备受外治法重视，本穴为肾经经脉第一穴，连通肾经的体内体表经脉，且足心皮肤角质层较薄，易于吸收药物，所以临床多用于如头痛、失眠等，效果明显。

3. 胸腹部穴

从皮肤特点来看，胸腹背部相对四肢而言皮薄而易透，对于皮肤给药易于吸收。

遵医嘱交替选择主穴：胰俞、脾俞、肾俞、足三里、三阴交、涌泉穴。配穴：多饮加肺俞；多食加中脘；多尿加中极；小便淋漓不尽加中极、归来穴；上肢麻木加手三里、八邪穴等；月经不调加三阴交、关元、血海穴；失眠加神门穴；颈肩痛加大椎、肩井；咳痰喘息加天突、膻中、定喘、肺俞穴等。

六、注意事项

(1) 对中药或敷料成分过敏者禁用，观察患者有无过敏症状，如皮肤红疹、瘙痒、水泡等，有过敏者立即去除贴敷并配合处理。

(2) 注意观察贴敷是否妥善固定，注意局部防水，防移位或松脱。

(3) 消瘦者、有严重心肝肾功能障碍者、孕妇慎用，颜面部慎用。

(4) 贴敷期间，饮食要清淡，避免烟、酒、海味，少食辛辣刺激食品、冰冻食品、黏滞性食物及温热易发食物(如羊肉、狗肉、螃蟹、虾等)。

(5) 对于残留在皮肤上的药膏，不宜用刺激性物质擦洗。

(6) 对胶布过敏者，可选用低过敏胶布或用绷带固定贴敷药物。

七、操作流程

糖尿病中药穴位贴敷的操作流程如图 4.5 所示，中药穴位贴敷如图 4.6 所示。

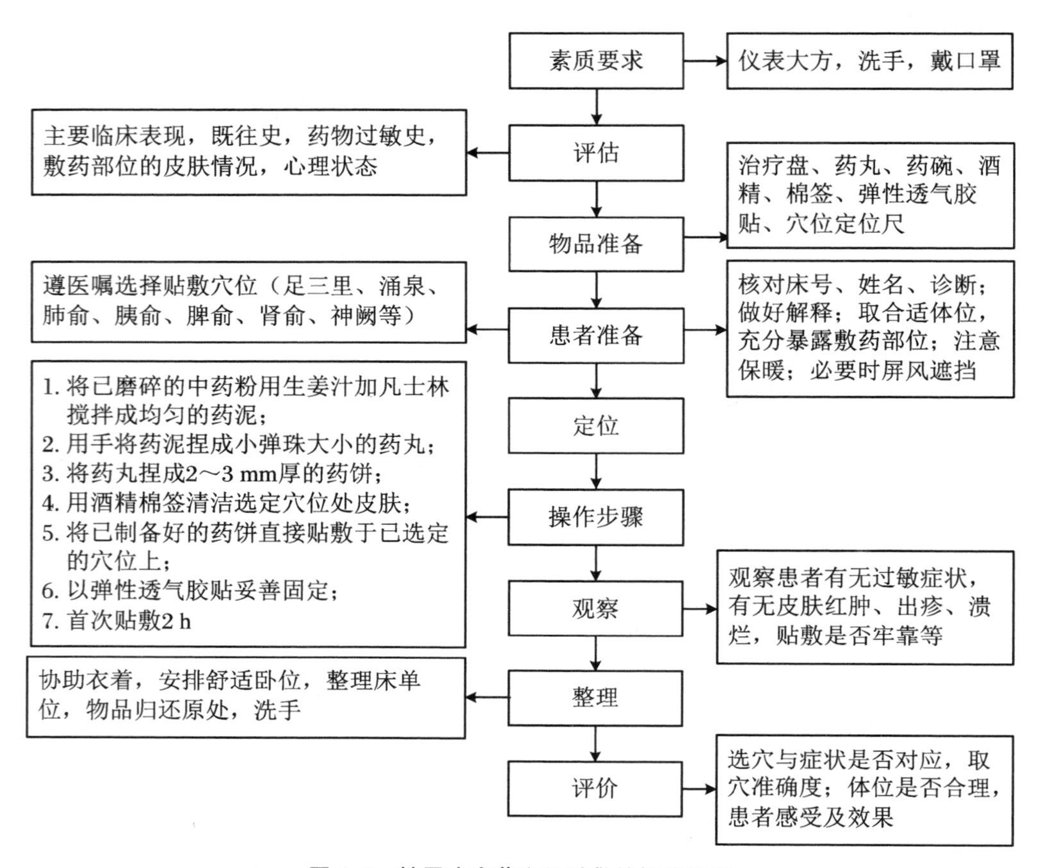

图 4.5 糖尿病中药穴位贴敷的操作流程

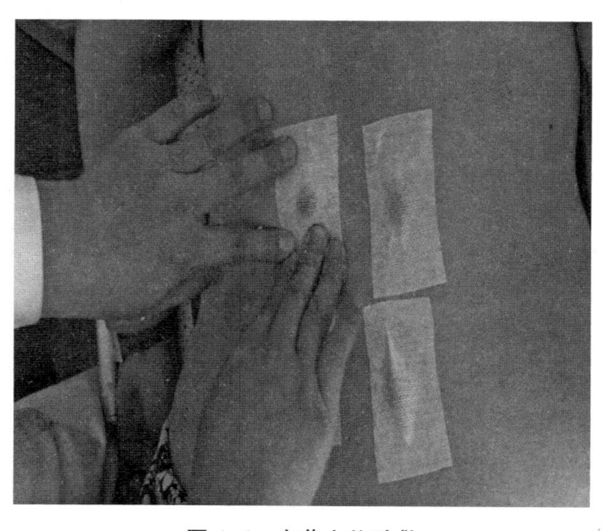

图 4.6 中药穴位贴敷

第四节　糖尿病中药眼部雾化

糖尿病视网膜病变(DR)是糖尿病最常见、最严重的并发症之一,在2型糖尿病成人患者中,20%～40%出现视网膜病变,8%视力丧失。患者饱受视物模糊、目睛干涩、头晕耳鸣等痛苦,严重影响生活质量。中药眼部雾化技术是传统外治法中的“熏”“敷”法的继承与发扬,可以疏通经络,促进眼部血液循环,使药物分子持久作用于眼底处从而提高临床疗效。目前国内专用的眼部雾化医疗仪器几乎处于空白,创新采用面罩式喷雾器进行中药眼部雾化,此项创新已获国家实用新型专利(专利号:ZL201520277807.9)。具有中医“简、便、廉”特点,且相关设备具有价格低廉,操作简便,节力无创,患者易于接受等临床实用特点。

一、意义

中药眼部雾化为DR较好的治疗手段。传统采用的滴眼药水治疗,药物在结膜囊分布浓度低,作用时间不长;每次只能滴1～2滴,滴入结膜囊后也会有一部分眼药水通过眨眼等动作将泪液与药物混合使药液稀释,能吸收的不多。而现有技术报道采用超声雾化机行眼部雾化,其弊端为需护士或患者手持喷雾口,不符合节力原则,且超声雾化机价格较贵,同时做许多例不合适。

二、作用及原理

中药眼部雾化的主要特点是作用直接、吸收较快、作用持久,免去了全身用药之肝脏首过效应。中医学认为DR的基本病机是“瘀血阻滞”。灯盏花素具有活血化瘀、通络止痛之功效,可以改善视网膜微循环,增强视网膜对缺血、缺氧的耐受能力,减轻高血糖对视网膜的病理学损害。采用的面罩式喷雾器行眼部雾化是通过细小管口形成高速氧气流,产生的负压带动中药液分裂成雾状微粒从面罩口处喷出直径$<5\ \mu m$的均匀细微的雾化液。中药眼部雾化的优点是:一方面,增强了眼部黏膜和眼周围皮肤对中药的吸收,扩大了结膜囊内有效药量及吸收面积,使药物弥散均匀,持续作用时间延长,使目得气血濡养,提高了临床疗效;另一方面,一部分药气进入鼻腔,通过血液循环进入眼底中央动脉再流进眼球内的血管网,提高血液携氧能力,清除眼内自由基,疏通血管,改善微循环。

三、适应证

糖尿病视网膜病变非增殖期患者伴视物模糊、目睛干涩等不适患者。

四、禁忌证

神志不清或精神障碍者，严重心脏病及肝肾衰竭者，结膜出血、青光眼、眼周皮肤破损及中药灯盏花素过敏者。

五、操作方法

采用成人型面罩式简易喷雾器行中药眼部雾化，面罩罩住患者双眼部类似眼罩一般，松紧带套于患者头部固定，省去人力扶持。

操作方法：将 10 mg 灯盏花素注射剂溶于 6～8 mL 生理盐水后注入雾化器下半部，与雾化器的上半部分衔接好后出口处连接面罩，将空气导管一端连接中心供氧源或氧气筒，另一端插入喷雾器的底部接口即可。嘱患者取半卧位或坐位，尽量睁开双眼，将面罩佩戴在患者眼部，喷雾口对准患者两眼中间，打开氧气流量开关并调节流量为 2～4 L/min，通过调节氧气流量灵活改善雾量大小，使患者易于接受。每天 1 次，每次 15～20 min，8～10 d 为 1 个疗程。

雾化结束后指导患者用双手食指指腹点揉睛明穴、丝竹空穴、四白穴，每穴每秒按压 1 次，共按摩 1～2 min。目受血而能视，穴位按摩法可以通过穴位刺激调整眼内血液循环、改善屈光状态等内部环境，作为日常保健之用，从根本上控制眼部病变的发生率。睛明穴具有疏散风热、清肝明目、消肿止痛之功效；四白穴具有祛风明目、通经活络之功效；丝竹空穴具有疏通经气、降浊除湿之功效。

六、注意事项

（1）药液喷完，先取下患者面罩，再关闭氧气流量表。

（2）雾化时眼睛尽量睁开。

（3）眼部有瘙痒或明显疼痛不适，及时停止。

（4）使用过程中如遇堵塞，空气导管会从接口处脱离，指导患者勿紧张。

（5）注意用氧安全，周围环境注意防火、防油、防热等。

七、操作流程

糖尿病中药眼部雾化的操作流程如图 4.7 所示，中药眼部雾化装置如图 4.8 所示，中药眼部雾化如图 4.9 所示。

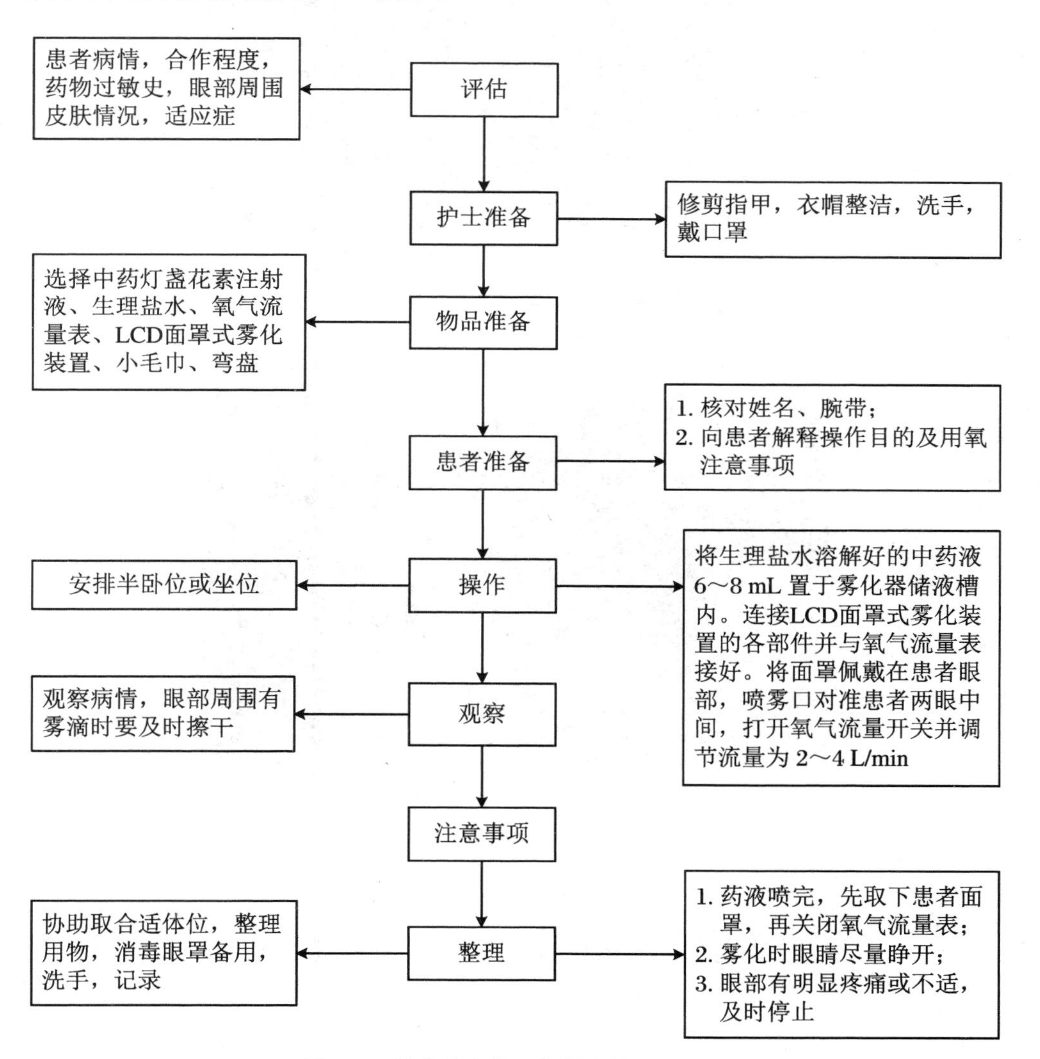

图 4.7 糖尿病中药眼部雾化的操作流程

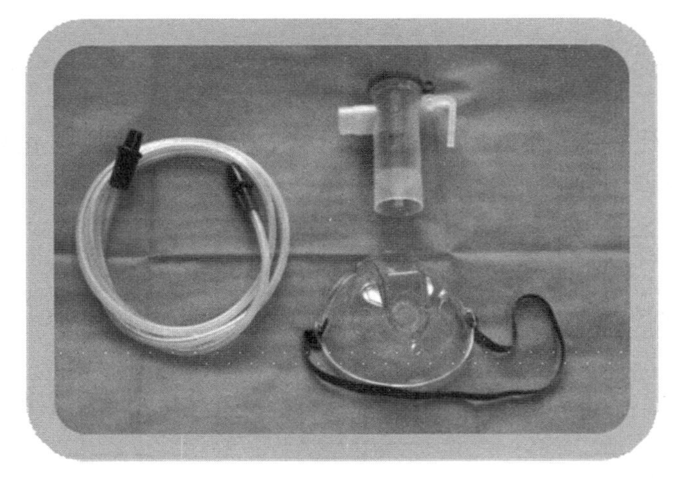

图 4.8 中药眼部雾化装置

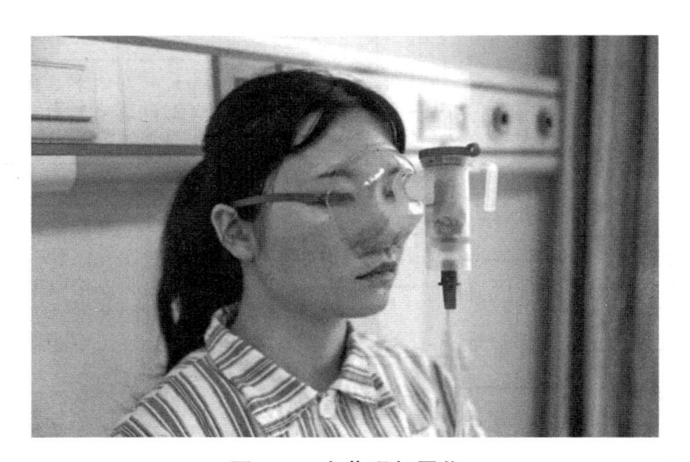

图 4.9 中药眼部雾化

第五节 糖尿病中药足部泡洗

中药足部泡洗是一种中医外治方法。它通过汤剂的温热作用、机械作用和药物作用，刺激作用部位的皮肤、血管和神经。通过黏膜和皮肤吸收渗透到人体血液循环进而输布到全身脏腑达到防病、治病的目的。

一、意义

中药足部泡洗可以促进血液循环和新陈代谢，增强汗腺和皮脂腺的排泄功能，增强免疫功能，降低血液的黏稠度，消除疲劳，改善睡眠，活血通络，祛寒除湿，能有效预防糖尿病足，减轻糖尿病足的发凉、麻木、疼痛、乏力等症状，长期使用能预防糖尿病足的病情进展。

二、作用及原理

中药足部泡洗是用中药煎煮取汁沐足的一种中医外治方法。足浴方剂以活血化瘀为总治则，通过中药药液的热力、药力和足浴器的机械力作用于足部，促进药物局部吸收，使局部血管扩张，血液循环加快，从而有效改善下肢微循环，达到改善组织营养及周围神经功能，纠正血液高凝状态；同时还避免了肝脏首过效应和胃肠黏膜的不适反应，提高了局部有效药物浓度。早期糖尿病足主要病机为瘀血阻络，中医学认为“久病入络”“久病多瘀”“不通则痛”，治法宜活血化瘀、通络止痛。中医藏象学说认为皮肤腠理循经于脏腑，再通过脏腑输布于形体官窍、四肢及病灶部位，从而达到防病治病的功效。中药足部泡洗通过改善血管内皮功能、降低炎性反应水平，有效缓解湿毒蕴阻型糖尿病足的进展。

足部泡洗组方中的红花，诚如《本草纲目》所载：“活血润燥，止痛散肿，通经止痛。”有活血祛瘀止痛之功；与血中之气药川芎配伍，治疗肢体麻木，两者相得益彰；加以苏木、片姜黄，活血通经，祛瘀止痛，使活血之功更强；丁香温中降逆，温肾助阳而治内；细辛，芳香气浓，性善走窜，祛风、散寒、止痛而治外，有两药合用内外同治之妙。足部泡洗药方中的羌活、独活祛风止痛，通利关节；川红花活血祛瘀；当归养血；艾叶、川乌温经通脉。足部泡洗药方中诸药配伍，共奏活血化瘀、温经活络之功效。

三、适应证

糖尿病合并周围神经病变，糖尿病合并周围血管病变伴肢体麻、凉、痛、乏力等不适。

四、禁忌证

患严重心力衰竭、心肌梗死、饥饿、餐毕30 min内、精神紧张、出血倾向者不宜足部泡洗，皮肤破损或皮肤感染者慎用足部泡洗。

五、操作方法

物品准备：足部泡洗器、37～40 ℃的水、水温计、中药、一次性塑料袋、擦脚毛巾、手表、记录本、笔。首先告知中药泡足的目的、作用、方法及意义，取得患者的配合。环境安静舒适，室温适宜，不宜直接吹冷风，最好播放音乐让患者放松精神。冬季注意膝部保暖加盖大毛巾。检查足部泡洗器的性能，评估患者足部皮肤情况、携带用物至患者床头，协助取舒适坐位；将准备好的温水倒入足部泡洗器内没过第一出水孔、外套一次性塑料袋，将中药300 mL及温水1000 mL兑入袋内，接通电源，药液没过足内踝以上3寸(1寸约为3.3 cm，三阴交穴)处。根据需要选择相应的功能键如振动或冲浪模式。如无足部泡洗器选择木桶亦可。为保证足部泡洗的治疗时间，足部泡洗前应排空二便，泡脚时间不宜过长，以15～30 min为宜，泡脚时间过长会使足部皮肤变软、潮湿，破坏角质层正常的防御功能。每日足部泡洗1次，一般7～10 d为1疗程。足部泡洗过程中注意观察患者意识、面色、出汗等情况，发现异常应立即停止并配合处理。足部泡洗后应使用柔软、吸水力强的浅色毛巾擦干足部及趾缝，并检查有无出血和渗液，保持足趾间干爽。足浴后嘱患者饮200 mL温开水。

中药足部泡洗水温控制：患者多伴有神经病变，末梢神经对水的温度不敏感，极易被烫伤。调查显示：69.6%初发糖尿病足患者不知道足部检查的内容，近一半以上患者不知道洗脚水的温度及如何判断水温。因此，掌握合适的中药足部泡洗水温对干预糖尿病足的发生及发展具有重要意义。泡脚前先让患者用手腕试水温并询问其舒适度，禁止患者用脚试水温，再用水温计测试好水温才可以足部泡洗。禁止在药液中加入冷水，以免影响药效。足浴液水温控制在37～40 ℃为宜。用足部泡洗器泡足者禁止调至加热状态，防止水温偏高导致烫伤。

六、注意事项

(1) 水温要适中，保持在37～40 ℃范围。

(2) 空腹及餐后30 min内不宜进行足部泡洗。

(3) 足部泡洗过程中观察患者有无药物过敏,如皮肤发红、瘙痒及水泡等,观察患者是否出现头晕目眩,有则立即停止足部泡洗。

(4) 有严重心脏病、出血性疾病者不宜足部泡洗。

七、操作流程

糖尿病中药足部泡洗的操作流程如图 4.10 所示,中药足部泡洗如图 4.11 所示。

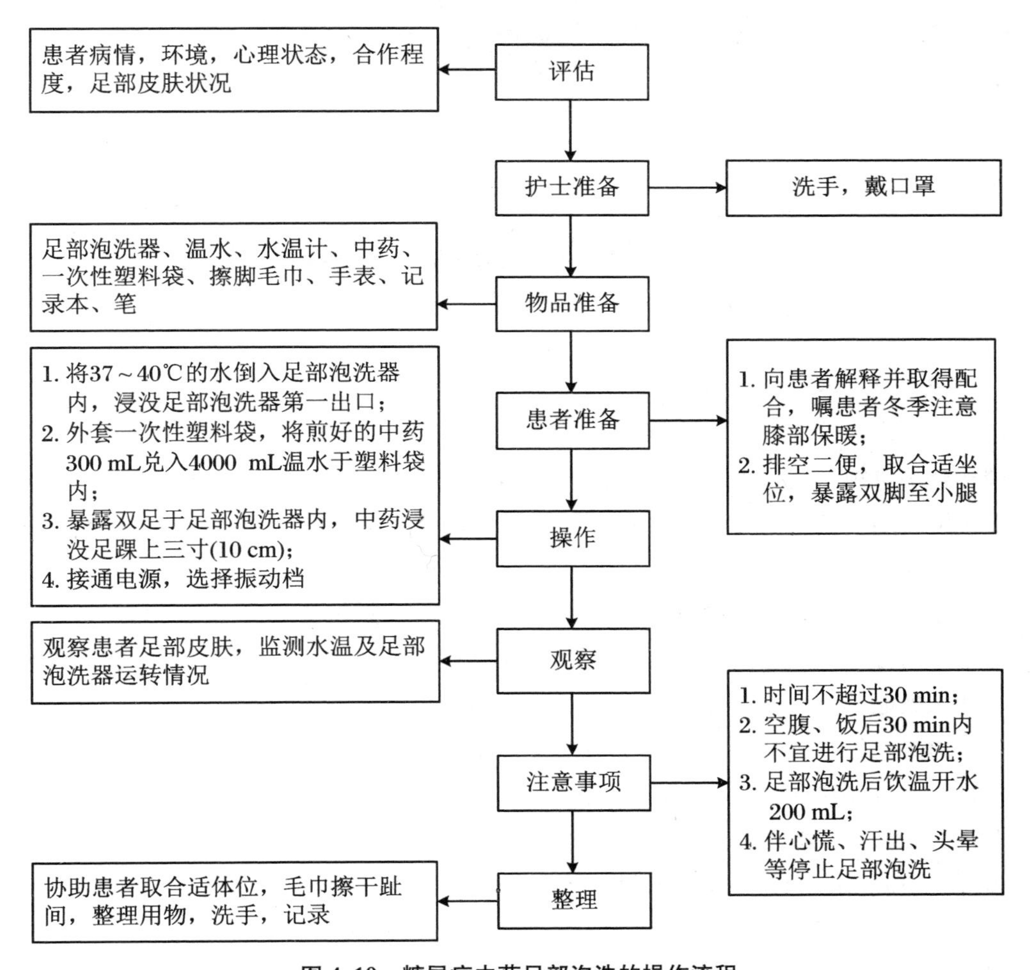

图 4.10　糖尿病中药足部泡洗的操作流程

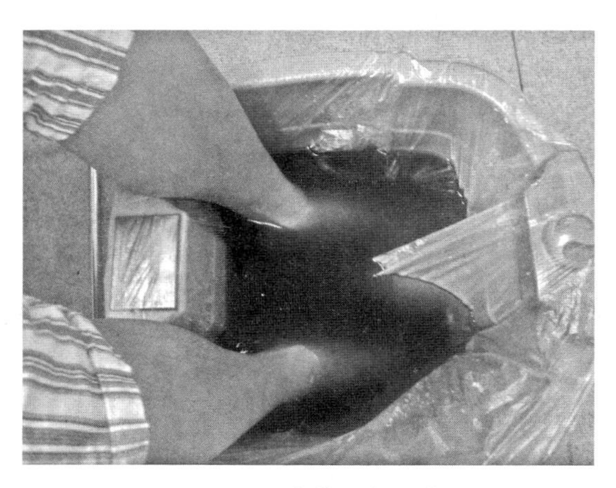

图 4.11 中药足部泡洗

第六节 糖尿病足溃疡中药换药技术

调查显示，我国有 9000 多万人患有糖尿病，其中 4%～10%的患者患有糖尿病足。截肢率高达 38.1%～75%，严重影响了患者的生活质量，造成患者巨大的心理和经济负担。据报道，糖尿病足的截肢率是非糖尿病患者的 15～20 倍，在西方发达国家用于糖尿病足溃疡的治疗费用高达 16000～27000 美元，截肢的医疗费用更高。我国糖尿病足平均住院费用约为 14906 元人民币。

很多糖尿病患者对诱发糖尿病足的危险因素不够重视，不能采取相应的预防措施。教育患者预防糖尿病足的重要性，正确认识糖尿病足的危险因素，使患者重视并积极地进行足部的自我护理，可以有效地预防糖尿病足的发生。

糖尿病足溃疡是糖尿病患者的严重并发症，与外周神经系统病变、大血管病变、微血管视网膜病变及高血糖状态有关。其外在表现为一种慢性的，进行性的，下肢大、中、小及微血管病变。患者因神经病变丧失感觉，因缺血发生组织坏死和感染。不恰当的护理方式将对糖尿病足溃疡患者造成永久不可逆的伤害，这也是近年来患者高截肢和高死亡率产生的原因。糖尿病足属中医“脱疽”的范畴。追述中医历史，中医对此病进行了广泛论述。“发于足趾，名脱痈，其状赤黑，死之治；不赤黑，不死。治之不衰，急斩之，不则死矣。”便是《灵枢・痈疽》中关于本病的记载。在宋朝褚瑞章所著的《卫生宝鉴》中亦有写到：“消渴病人足膝发恶疮，致死不救。”脱疽因先天不足，现正气虚弱，寒湿之邪侵袭，淤阻脉络，气血不畅或痹阻不通所致。脱疽患者以初起肢冷麻木，后期趾节坏死脱落，黑腐溃烂，疮口经久不愈为主要表现。

一、意义及原理

中药换药能够为溃疡提供一个相对清洁、无菌的环境，清理去除坏死组织，保护伤口，以免再次受到外邪的侵袭，促进伤口早日愈合；为伤口提供一个相对利于生长和愈合的环境；具有清热解毒、温阳活血、解毒去腐、祛风除湿、温经散寒等功效；换药可以观察伤口的情况，清洁创面，去除坏死组织。

古代医术中提到："腐不去则新肉不生。"中药换药由于是药物施于体表，副作用少，可以随时观察其适应和耐受的情况而决定去留。通过药物对特定部位的刺激，达到疏通经络、调理经气、调整机能的作用。

二、适应证

肿疡、溃疡皮肤病糜烂渗液不多者；疮毒红肿，疮疡肿而不高、痛而不甚、微热微红，溃疡腐肉已尽，疮口不敛者；外伤、烫伤、跌打损伤、虫蛇咬伤等。

三、禁忌证

对某些中药过敏者禁用。

四、分类

1. 中药泡洗技术

利用中药煎汤浸洗患肢或以酊剂配一定的水浸泡局部，主要是利用药物以及温度达到改善局部血液供应的作用。在糖尿病周围神经病变、糖尿病周围血管病变治疗中已广泛应用。因糖尿病周围神经病变患者本身就存在着感觉障碍，极易造成烫伤，因此要严格控制水温，水温宜37～40 ℃。浸泡时间也不宜过长，一般15～30 min。但对于肢体坏疽处在进展阶段或干性坏疽已稳定者，不宜用浸泡法。

2. 中药油纱条换药

以白芷、大黄及川芎各300 g，放入1000 mL的芝麻油中，煎熬1 h后制成药油，沥净杂质后将无菌纱布置于其中待用。用碘伏消毒创面并清除坏死组织，再用大量盐水冲洗创面。用中药油纱条固定创面，根据创面大小及渗液量多少进行换药。中药油纱条具有消肿止痛,活血生肌的功效。油纱有保湿作用,给伤口提供一个湿润的环境,符合湿性愈合理念,促进创面愈合。

3．中药湿敷疗法

选取乳香、象皮、没药、石藤、木瓜、丹参、红花、桃仁、当归、双花等中药通过合理配伍,煎汤湿敷患处,每日 1 次,每次 30 min。有清热燥湿、排毒利脓、活血化瘀之功效,不但能杀灭局部细菌,减轻炎症反应,而且能扩展动脉,防止血栓的形成。中药外敷时温度以 38～40 ℃为宜。绷带固定露出趾端,松紧度适宜,便于观察趾端的温度和颜色,了解血运情况。追溯历史,在《肘后备急方》中,即有关于此法的记载:“又单瘭始发于浸淫进长并少于小丹擒方。”该方主要是擒汤方,有热敷和冷敷两种,具体的应用就是“擒肿方”“长令湿”,记载的这种方法和目前临床上常采用的湿敷方法是一致的。选取的这些中药都具有活血化瘀、改善足部的血液循环的作用,从而达到创面愈合、化腐消肿的目的。对足溃疡患者应先清除坏死的创面组织,这样不仅可以更好地发挥药效,还可以促进肉芽组织生长。中药湿敷疗法易于操作,简单方便,经济实惠,易于患者接受。

4．膏药

古代称薄贴,清朝徐灵胎在《医学源流论・薄贴论》中记载:“今所用之膏药,古人谓之薄贴。”根据治疗原则将组成的配方浸于植物油中煎熬去渣,存油加入黄丹再煎制成。膏药的作用根据药物组成不同而不同。具有活血化瘀、壮筋骨、消肿止痛、提脓去腐、生肌收口的功效。保护创面,避免感染。适用于糖尿病足溃疡初期、已成、溃后各个阶段。由于膏药不能吸收脓水,一旦出现淹溃疮口要及时停用。

5．酊剂

酊剂是将组成方剂的各种饮片铿为粗末,浸泡于酒精溶液内,制成的酒精浸出液。适用于疮疡未溃或局部有压力性损伤的部位。如红花酊具有活血化瘀的功效。适用于糖尿病足初期局部紫暗或压力性损伤。丹参酊改善肢体末端局部血液循环,有活血通脉,消肿散瘀的作用。黄马酊可以消除炎症,减轻疼痛,具有清热解毒、消肿止痛的作用。用无菌纱布浸泡药液敷于坏疽周围的红肿部位,适用于周围炎症明显、坏疽继发感染、疼痛明显的患者,但不可直接将药液湿敷于创面上。因为酊剂由酒精浸泡而成,刺激性强,以免患者疼痛加剧。疮疡溃口时应禁用。

五、操作方法

1．散剂

清洗消毒创面,将药液均匀散布于创面上,外敷无菌纱布覆盖,胶布绷带外固定。

2．油膏

将油膏涂抹于无菌纱布上，敷在清洗后的疮口上，胶布绷带外固定。

3．中药纱布条

选用长于瘘管或窦道的纱布条，扯去活动的纱头，消毒冲洗疮口，用钳子或探针从疮口轻轻送入洞底，不可填塞的过满和过紧，纱布条尾端留于疮外，外盖无菌纱布，胶布绷带固定。

4．草药

清水洗净沥干，用药灌捣烂，连药带汁敷于患处，纱布绷带包扎。

5．药捻

根据瘘管窦道深浅，选用长于管道 1～3 cm 的药捻从瘘管外口向内插入达到部位后稍向上提，以利于新鲜肉芽生长。尾端的药捻沿疮口边缘弯折贴近皮肤，盖无菌纱布外固定。

六、注意事项

(1) 保持换药室的清洁，污染伤口和清洁伤口应分室放置，定期消毒。

(2) 严格执行无菌操作技术，一份无菌物品仅供一人使用，防止污染及交叉感染。一般先处理无菌伤口，再处理清洁伤口，最后处理污染伤口。对特异性感染伤口应指定专人负责。

(3) 遵守操作流程，创面清洗干净，勿损伤新生肉芽组织。

(4) 换药前告知患者可能出现的情况，比如疼痛，清创过程中可能会出血，局部可能会出现对胶贴过敏的现象。

(5) 换药完毕后，告知患者保持换药部位敷料的清洁干燥，有潮湿或被污染时应及时更换。

(6) 换药过程中注意观察患者的病情变化，询问有无特殊不适。

七、操作流程

糖尿病足溃疡中药换药技术的操作流程如图 4.12 所示，糖尿病足溃疡中药换药如图 4.13 所示。

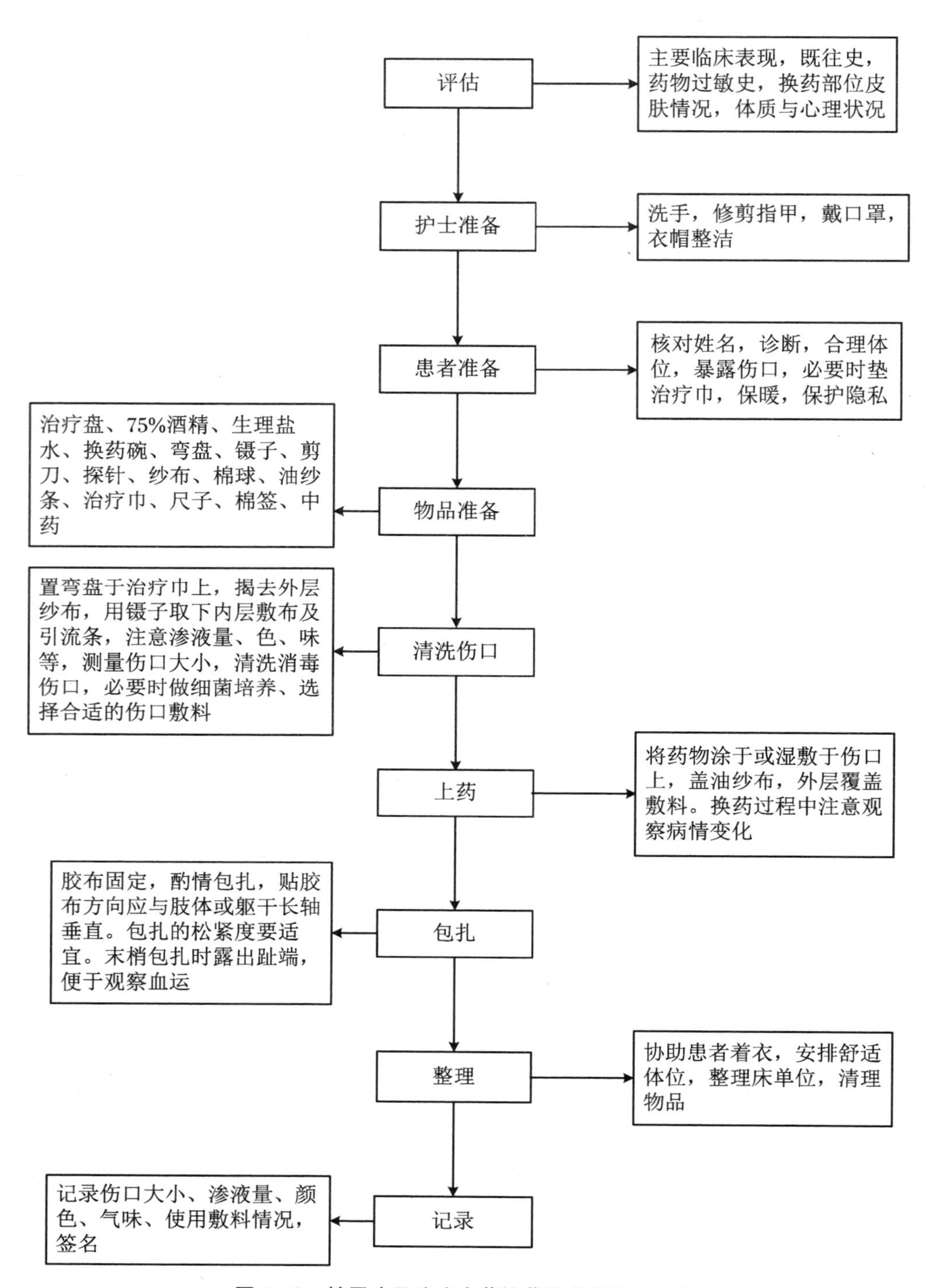

图 4.12 糖尿病足溃疡中药换药技术的操作流程

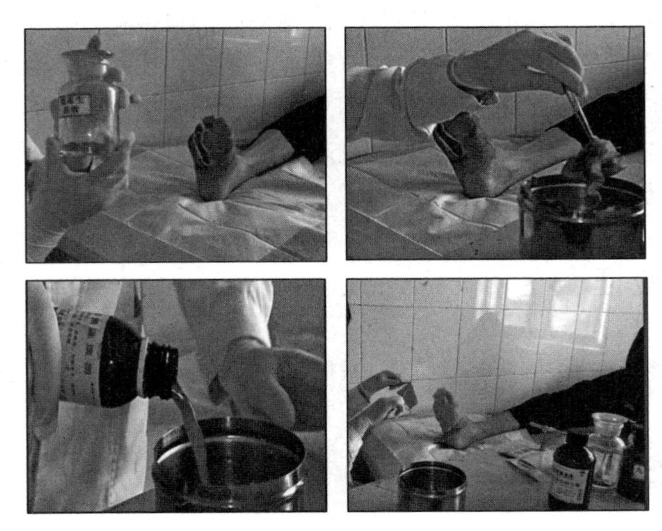

图 4.13　糖尿病足溃疡中药换药

第七节　糖尿病中药涂药

中药涂药是中医护理的技术方法之一，古时称擦药疗法。是将药物浸制成各种溶液、酊剂、洗剂、油剂、乳剂、膏剂、糊剂、凝胶等剂型，用棉签或擦药棒将各种外用药物直接涂抹于患处或涂抹于纱布外敷于患处，达到祛风除湿、解毒消肿、止痒镇痛目的的一种操作方法。

一、意义

临床研究统计，患糖尿病后 50%的患者会出现不同程度的皮肤病变。如皮肤感染、皮肤瘙痒、湿疹、糖尿病性大疱病、压力性损伤等。中药涂药技术可以改善糖尿病皮肤病变。中药涂药是指将各种剂型的外用药物直接涂擦于患处的中医外治法。外用药物作用于局部皮肤，通过吸收而达到治疗疾病的目的，此方法对胃肠道无不良反应，对肝肾功能的副作用较小且给药方便。中药涂药的手法有按法和揉法两种。

二、作用及原理

(1) 外用药物作用于局部皮肤，通过吸收而达到治疗全身疾病的目的。

(2) 外用中药能加速毛细血管再生,改善创面的血液循环。中药具有清热解毒、利湿消肿、改善创面血液循环的功效,从而加速新生肉芽生长,促进创面愈合。

(3) 推拿按摩手法作用于经络俞穴,可以疏通经络,行气活血,散寒止痛。通过推拿手法直接刺激人体体表,促进气血运行;还可对机体体表做功,产生热效应,加速气血的运行。

三、适应证

适用于糖尿病各种皮肤病及疮疡、瘙痒、肿痛、水火烫伤、蚊虫咬伤等。

四、禁忌证

婴幼儿颜面部、有药物过敏史者禁用。

五、操作方法

(1) 需要自行煎制的中药应先将煎好或泡好后的药液放置于大木盆内,再加入适量温热水,水温调到 40 ℃左右。

(2) 煎煮后的药物具有较强的吸附性,涂擦前应充分挤压药渣袋,自上而下轻轻涂擦皮肤,涂擦 1～3 次。

(3) 按时用指尖、拳间、手掌在患处垂直用力,作用较深,以局部感觉胀痛为度。揉法是用手指或手掌在皮肤上压着做轻轻回旋揉动的手法。指揉法有温经理气、散瘀止痛的作用。

(4) 膏剂用棉签或涂药板取药涂擦,涂药厚薄均匀,以 2～3 mm 为宜。霜剂应用手掌或手指反复擦抹,使之渗入肌肤。

六、注意事项

(1) 需清洁皮肤。告知患者涂药后可出现药物油渍、颜色污染衣物等,中药可致皮肤着色,数日后可自行消退。涂药次数依病情、药物而定,水剂、酊剂用后需将瓶盖盖紧,防止挥发。

(2) 混悬液先摇匀后再涂擦。

(3) 霜剂则应用手掌或手指反复擦抹。运用中医推拿手法使之渗透肌肤达到最佳疗效。

(4) 膏剂药物不宜涂抹过厚、过多,以防毛孔闭塞。以厚度 2～3 mm、范围超出患处 1～2 cm 为宜。

(5) 刺激性强的药物不可涂于面部,婴幼儿忌用。

(6) 涂药后观察局部皮肤,如有发痒、丘疹、水泡或局部肿胀等过敏现象,立即停止用药,并将药物拭净或清洗干净,遵医嘱内服或外用抗过敏药物。

(7) 根据涂药的位置、药物的性质,必要时选择适当的敷料覆盖并固定。

七、操作流程

糖尿病中药涂药的操作流程如图 4.14 所示,中药涂药如图 4.15 所示。

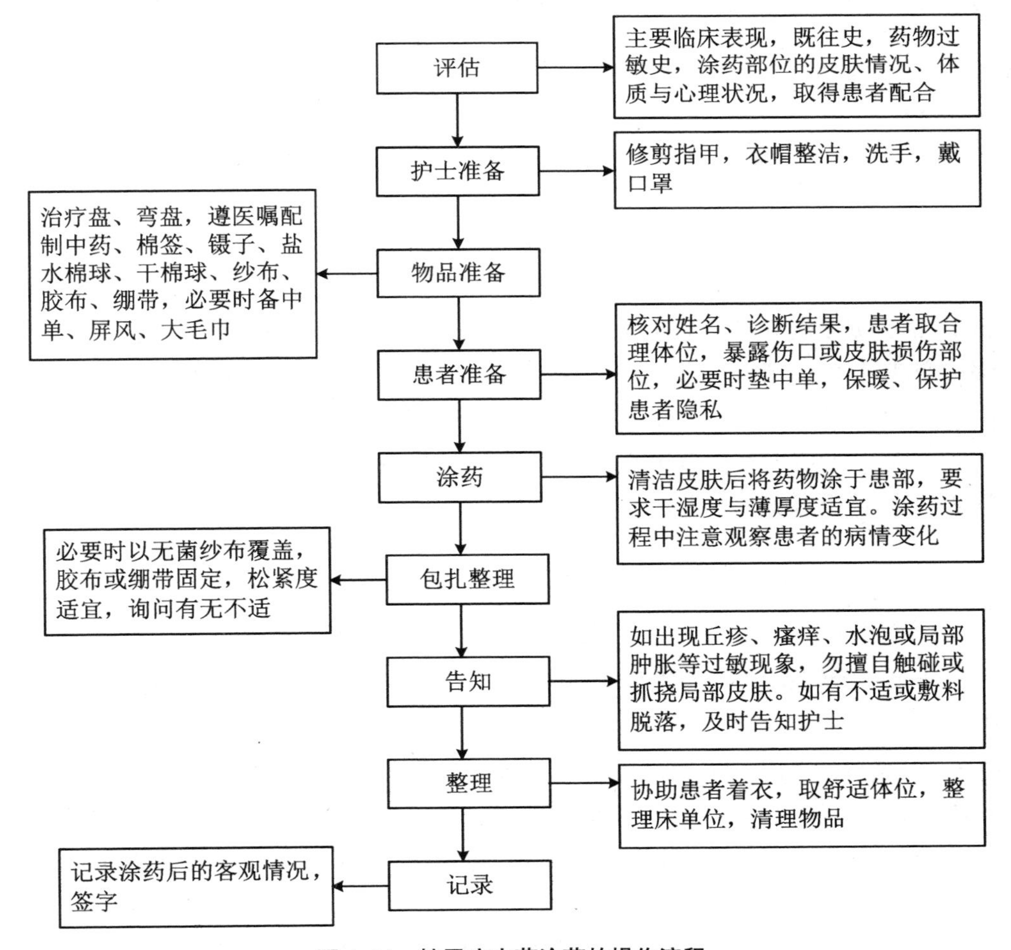

图 4.14　糖尿病中药涂药的操作流程

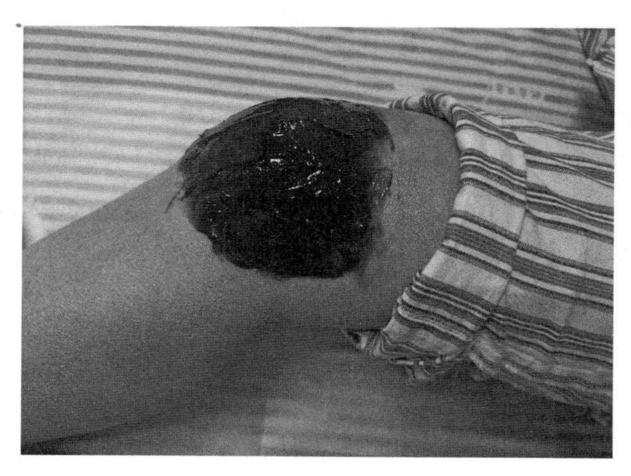

图 4.15 中药涂药

第八节 糖尿病眼部穴位按摩

糖尿病对眼睛的影响非常大，糖尿病眼病引起的双目失明要比非糖尿病者高出 25 倍。糖尿病双目失明最重要的原因就是眼底新生血管的破裂。还有各种眼部病变都可发生，常见有视网膜病变，亦可见：白内障、黄斑病变、角膜溃疡、青光眼、屈光改变等。常引起的临床症状有：早期眼部常无自觉症状，随着病变加重可有视力减退、两眼前有云雾状或飞蚊征、视物变形、视物模糊、目睛干涩、视野变小、视疲劳等，严重者视力丧失。

一、意义

糖尿病视网膜病变属中医“视瞻昏渺”“云雾移情”“暴盲”“血滴瞳神”等内障眼病的范畴，多为本虚标实、虚实夹杂之证。所以临床上除预防、西药及激光治疗外，中医治则也起到很大优势。祖国医学认为眼之所以能视万物，辨五色，必须依赖五脏六腑之精、气、血、津液的灌注濡养。脾胃为后天之本，气血生化之源，脾伤则气血生化无源，目失濡养，则视物不清、干涩痒磨不舒等诸症丛生，脾主肌肉，睑司开合，脾虚则眼肌失主，则见眼睑沉重难睁、眨眼、复视等症。攒竹、睛明、丝竹空、承泣、四白、鱼腰等眼局部穴位按摩可畅通气血，舒筋明目。按摩后即时效应明显，患者眼部有明亮、轻松、舒适的感觉，这给患者带来了治愈疾病的坚定信心。

二、作用及原理

眼局部穴位按摩可使局部组织毛细血管扩张，血液循环增加，使全身血脉通利而上注濡养于目，缓解不适症状；局部穴位按摩还可平衡自主神经紧张度，增强集合中枢的融合功能，加强双眼异向运动的力量，解除眼肌紧张痉挛，恢复眼肌弹性，达到缓解视疲劳的作用；按摩眼部穴位能疏经活络、调和气血。

在穴位选取上，睛明穴为眼部常用的有效穴位，属足太阳膀胱经，又为手太阳、足太阳、足阳明、阴跷、阳跷五脉交会穴，与五脏六腑关系密切，具有调节人体气血、阴阳，起到疏通经络、改善眼部周围及眼内组织的血液循环，从而提高视力的作用。承泣有疏风活络、开窍明目之功效，瞳子髎、四白为眼周要穴，能祛风明目、疏肝利胆，鱼腰为经外奇穴，有疏风清热、醒脑明目之功效。按摩眼周穴位使经络疏通，阴阳平衡，营卫调和，气血通流如常，从而达到治疗的目的。

眼部按摩方法包括按揉风池穴，开天门，推坎宫，中指揉印堂，按揉睛明穴，一指禅偏锋推眼眶联合中指揉迎香穴。应用依据如下：

(1) 按揉风池穴。风池穴为手少阳、阳维之会，《灵枢·热病》曰："主中风偏枯，少阳头痛，乃风邪蓄积之所。"按揉风池穴具有祛风解表、平肝熄风、清热明目、健脑通络的功能，可以改善头痛眩晕和视物疲劳的症状。

(2) 开天门，又名"推攒竹"。《保赤推拿法》记载："先从眉心向额上，推二十四数，谓之开天门。"中医认为，位于额头正中线上的天门是元气出入的门户，打开天门，有助于帮助人体吸收天地之间的"灵气"，从而滋补精气，达到"天人相应"的境界。此外，天门又名攒竹，就像扎了一捆小竹竿一样，可以过滤掉下方传来的水湿之气，有助于疏肝理气，缓解眼部和头面部疲劳，促进血液循环。

(3) 推坎宫。能疏风解表，醒脑明目，止头痛，具有舒缓情绪和改善眼部慢性充血的作用。

(4) 中指揉印堂。能疏通经络，调和气血，对于头晕头痛、眼部充血红肿及其他眼部不适都有一定的治疗作用。

(5) 按揉睛明穴。本穴为太阳穴膀胱经之第一穴，体内膀胱经的上行气血经本穴提供于眼睛，目得血而能视，按揉本穴可以起到通经明目的作用。

(6) 一指禅偏锋推眼眶(睛明穴搭配攒竹穴、四白穴、太阳穴、承泣穴、鱼腰穴等)联合中指揉迎香穴。可以明目开窍，进一步缓解眼部症状。

疗效判定：由于目前国内外尚无严格的视疲劳治疗量化表或相关疗效标准，因此自拟症状评分及疗效评定标准如下：

(1) 评分项目。视物模糊、视物不能持久、眼胀、眼及眼周酸痛、眼睑自觉沉重、结膜慢性充血、灼热感与干涩不适、异物感、畏光流泪、头晕头痛、恶心呕吐、其他全身不适。

(2) 评分方法。无症状,0 分;偶尔(每周≤3 次)出现,休息后可缓解,1 分;经常(每周>3 次)出现,与用眼时间长短有关,影响生活及工作,2 分;症状持续,与用眼时间长短关系不明显,严重影响生活及工作,3 分。症状积分为各项评分项目的评分总和。

(3) 疗效评定。采用尼莫地平法。显效:积分减少≥70%;有效:积分减少30%~70%;无效:积分减少<30%。症状积分减少率=(治疗前总分值-治疗后总分值)/治疗前总分值×100%。治疗 1 个疗程后进行疗效评价。

三、适应证

视物模糊、目睛干涩、视疲劳等消渴目病见上述证候者。

四、禁忌证

神志不清、结膜出血、青光眼及砂眼急性期、眼部皮肤破损、眼部急性炎症、恶性肿瘤。

五、操作方法

1. 评估

(1) 核对医嘱,了解患者当前主要症状、病情与体质、血糖情况,根据具体情况选择合适的按摩手法。

(2) 按摩部位眼部皮肤情况,根据辨证选择合适的穴位。

(3) 患者对操作的认识、心理状况,并告知按摩时局部可出现酸胀的感觉。

(4) 病室环境、温度适宜。

2. 目标

疏经活络、调和气血、濡养于目,缓解消渴目病相关临床症状。

3. 用物准备

毛巾、手消毒剂、介质(如葱姜水、麻油、冬青膏、红花油等)、高低不等的椅子。

4. 操作步骤

(1) 向患者解释眼部穴位按摩的作用、方法、原理,以取得合作。

(2) 协助患者排空大小便。

(3) 患者采取放松的、舒服的、自然的姿势。

(4) 根据医嘱准确取穴，根据患者的症状、年龄及耐受性选择适宜的手法和刺激强度，进行按摩。眼部周围穴位按摩，取攒竹、丝竹空、睛明、四白、太阳、承泣、鱼腰等穴位，采用按揉法、抹法、一指禅偏锋推手法，每次治疗时间为 15 min。

(5) 操作过程中观察患者对手法的反应，若有不适，应及时调整手法或停止操作，以防发生意外。

(6) 操作后协助患者着衣，安排舒适的体位，对患者进行健康教育。

(7) 整理用物、洗手、记录并签字。

六、注意事项

(1) 操作前应剪指甲、洗手，以防损伤患者皮肤。

(2) 操作时用力要均匀、柔和、有力、持久，禁用暴力。

(3) 根据使用的手法不同，采用使患者舒适的姿势以及操作者省力的体位。

(4) 按摩过程中注意观察病情，如患者出现头晕、目眩等不适，应立即停止操作，做好相应处理。

(5) 小儿要有家属陪伴，安置好患儿的体位。

七、操作流程

糖尿病眼部穴位按摩的操作流程如图 4.16 所示，眼部穴位如图 4.17 所示。

第九节　糖尿病足部穴位按摩

糖尿病足是糖尿病常见和严重并发症之一，是局部神经异常和下肢血管病变相关的足部感染，溃疡和(或)深层组织破坏。其发生的病理生理因素中血糖升高是最突出的原因，其次是高血脂及高血压等致病因素导致周围神经、血管损伤，动脉粥样硬化导致血管腔狭窄。足部穴位按摩是指运用按摩手法刺激足部反射区，从而调节相应脏腑器官以及各系统功能，以达到防病治病的一种疗法，属于中医外治法范畴。早在 2000 多年前我国现存第一部中医经典《黄帝内经》中就明确记载了足部的多个穴位及按摩的具体方法。其后，中医古籍中一直不乏有关足疗的记载，如《肘后备急方》中记载有按摩足心的方法；《保龄要旨・祛病八法》中强调了足

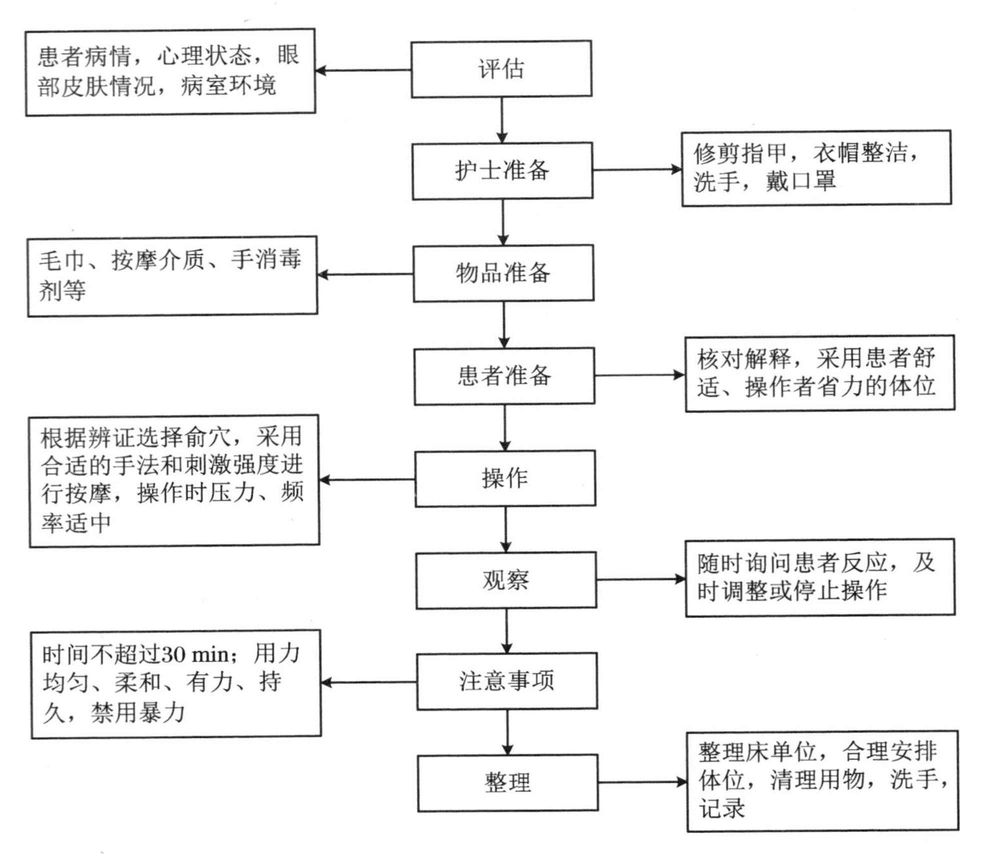

图 4.16 糖尿病眼部穴位按摩的操作流程

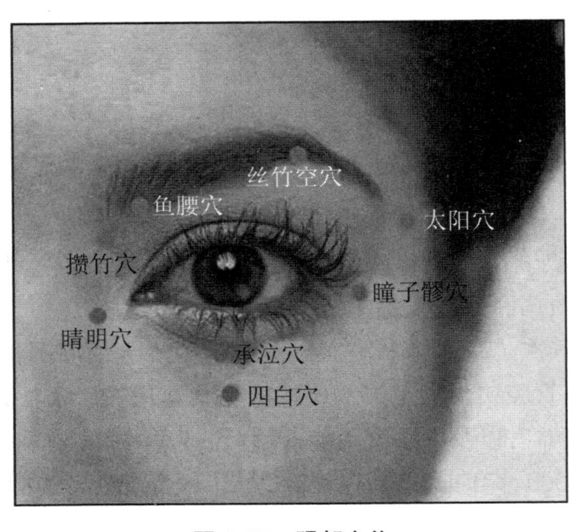

图 4.17 眼部穴位

部按摩的重要性，并记述了足部按摩的具体方法“平安，以手握足趾，以一手擦足心赤肉，不计数目，以热为度……此名涌泉穴，能除湿气、固真气”。

一、意义

按摩足底相应穴位，能够达到：① 舒经通络、平衡脏腑，从而提高人体正气，增强机体抗病能力。② 有效激活脑干网状系统，通过神经反射启动人体的调节机制，使人体相关脏腑的功能得到改善。③ 促进局部循环，使血流通畅，并通过肾脏等排泄器官将体内毒素排出体外。④ 使中枢神经系统产生各种良性的调节效应，激发机体各个器官组织的潜能。

二、作用及原理

基于糖尿病足的病理特点和临床证候特征，应用足部穴位按摩治疗时，当以整体与局部同治、近部与远部兼顾为原则，也体现中医治疗糖尿病足的整体观特性。本研究重点推拿心、肝、脾、肾、肺、胃、肾上腺、垂体、胰腺、腹腔神经丛等反射区及涌泉、三阴交、公孙穴。主要从以下几个方面进行穴位选择。

1．依据脏腑学说

选择五脏对应穴位部位。糖尿病足是糖尿病的常见并发症之一，整体治疗、控制血糖是一切治疗的基础和起点。足部穴位按摩治疗糖尿病足，也应该首先综合调治各脏腑组织。中医认为，糖尿病属于“消渴病”的范畴，临床进一步分为上、中、下三消，分别对应肺，脾、胃和肝，肾等相关脏器。其次，五脏对应五体，即有“肺主皮毛、脾主肌肉、肝主筋、心主脉、肾主骨”，糖尿病足的病变可以出现在皮、肉、筋、脉、骨等不同组织。因此，临床运用足部穴位按摩时，首先选择上述脏腑在足部的对应穴位和部位，即足部按摩中的肺、肝、脾、胃、肾，以达到平衡脏腑的功能。

2．依据经络学说

选择足三阴经要穴。足三阴经起源于足部，连属“肝”“脾”“肾”等，上隔联络“心”“肺”，选择足三阴经俞穴可以激发和调动五脏功能。其次，由于“冲脉者，并于少阴之经，渗三阴，其前者，伏行出跄属，下循跄，入大指间，渗诸络而温肌肉。故别络结则附上不动，不动则厥，厥则寒矣——《灵枢 · 逆顺肥瘦》”，冲脉和足少阴经在营养足附部组织中起到其他经脉不可替代的作用，疏通冲脉和足少阴脉在治疗糖尿病足中是关键举措之一。因此，三阴交、足三阴经的交会穴、涌泉穴、足少阴肾经起源部位、公孙穴、足太阴脾经络穴，通冲脉为重点选用。通过疏通经络、平衡脏腑，以达到整体治疗和局部相结合的目的。

3. 依据现代医学理论

首先,选择与内分泌相关的俞穴治疗。糖尿病是胰腺细胞功能相对或绝对不足所致,属于临床最常见内分泌疾病之一,内分泌系统相关反射区为垂体、肾上腺、胰腺,临床运用足部穴位按摩时选用,以改善腺体功能。其次,选用神经系统相关反射区进行,脏器在足部反射区排列,就像一个屈腿盘坐的人影。双足是人体的一个全息胚,是人整体的一个缩影。因此,按摩足部穴位,可有效激活对应的组织器官或部位,相关脏腑组织器官的功能得到改善,起到防治疾病的作用。如对胰腺、腹腔神经丛等反射区加强刺激,可启动机体的调节功能,最终激活胰岛素细胞分泌胰岛素。

4. 依据血液循环学说

足部是距离心脏最远的部位,当人体脏器出现病变时,往往会出现供血不足的症状。而全身血供异常,又可以首先通过足部末梢血液循环不足和(或)回流不畅表现出一定的临床症状。如足部末梢循环不足,可使足温下降、肤色加深、肌肉萎缩、足背动脉搏动减弱、缺血性疼痛,甚至出现组织坏疽或溃疡等。同时,因足部供血不良,加之地心引力的影响,体内的有害物质就很容易在足部沉积下来。因此,通过采用足部按摩,可以促进足部末梢循环,使血流通畅,一方面加强足部气血的运行,达到"营阴阳,濡筋骨,利关节——《灵枢·本藏》"的作用,使足部的各种组织获得有效供给,而处于正常营养状态;另一方面,可以加快静脉回流,使代谢产物和有害物质迅速离开足部,通过静脉回流,肾脏等排泄器官排出沉积物,完成人体器官中的"第二次启动",恢复脏腑器官的正常功能。恢复正常良好的血液循环,是足部穴位按摩获得疗效的现代生物学重要基础之一。

5. 依据神经反射学说

依照现代神经学理论,由感受器-传入神经-中枢-传出神经-效应器组成了一个完整的反射弧。人体各个器官和组织都包括传入神经和传出神经,均受反射弧控制,而其中的中枢神经系统是主宰。当某一个器官发生病理变化时,就会在中枢形成异常兴奋灶,其发出的冲动波再传送回已病变的器官,并产生消极的效应活动,这样就形成了恶性循环,病情就会进一步加重。而此时,如果能够在病变器官的局部或者远隔特定部位给予一个适当的良性刺激,就能够及时地阻断这种恶性循环、消除中枢已经形成的异常兴奋灶,起到扭转病势、恢复健康的效果。其中,足部穴位按摩就是在足部各脏腑的反射区施加良性刺激,且足部穴位按摩所产生的神经冲动,在大脑皮质中形成新的兴奋灶,一是可以中断恶性循环;二是使中枢神经系统产生各种良性的调节效应,激发机体各个器官组织的潜能,使整个免疫系统得到加强。完整的神经反射通路,是足部穴位按摩获得疗效的现代生物学重要基础之一。

因此,无论是传统经络俞穴理论还是现代生物全息学说,无论是血液循环学说还是神经反射理论,都是临床开展足部穴位按摩的理论基础,都可以有效地指导足部穴位按摩的临床应用。

三、适应证

肢体麻木、发凉、乏力、疼痛等消渴病痹症见上诉证候者。

四、禁忌证

(1) 严重出血性疾病(急、慢性),如呕血、吐血、便血、脑出血等各脏器出血。

(2) 妇女妊娠期应禁用,月经期慎用。

(3) 急性心肌梗死患者,近期心力衰竭患者。

(4) 严重心、肝、肺、肾衰竭患者。

(5) 某些急危重症患者,如脑血管疾病急性昏迷期、急性腹膜炎以及急性传染病患者。

(6) 足部手术伤口 2 周内不能行足部穴位按摩,必须等伤口愈合后进行;足部皮肤瘢痕患者禁用。

五、操作方法

1. 评估

(1) 核对医嘱,了解患者当前主要症状,血糖情况,发病部位,伴随症状及相关因素。

(2) 患者体质及足部皮肤情况。

(3) 患者心理状况及对此操作的信任度。

2. 目标

舒筋通络、调和营卫、平衡脏腑、运行气血、缓解消渴病相关临床症状。

3. 用物准备

治疗巾、大毛巾、介质(如葱姜水、麻油、冬青膏、红花油等)、手消毒剂。

4. 操作步骤

(1) 向患者解释足部穴位按摩的作用、方法、原理,以取得合作。

(2) 协助患者排空大小便。

(3) 患者采取放松的、舒服的、自然的姿势,暴露足部皮肤,冬季注意下肢保暖。

(4) 根据医嘱准确取穴,并选用适宜的手法和刺激的强度,进行按摩,具体步骤:取穴常用手指同身寸取穴法,以患者的手指测量定穴。临床常用患者中指中节屈曲内侧两端纹头之间为 1 寸;将患者食指、中指、无名指、小指并拢,以中指横纹处为准,四指横量为 3 寸;三指食指、中指、无名指横量为 2 寸;二指食指、中指横量为一寸半。

以患者拇指指关节的横度作为 1 寸。按摩强度:温和且坚定地以指代针压迫在穴位上。它所使用的压迫力量相当于与人坚定的握手力量。压迫在穴位上的强度必须是温和且坚定地,不可超过被压的人所能忍受的程度,它令被压的人产生轻微胀痛,但有很舒服的感觉。足部穴位按摩进行全足按摩(从趾尖开始向上按摩足部及下肢),特别对涌泉、太冲、三阴交、阳陵泉、足三里等穴位进行点、按、揉压、拍等指法,进行柔和、平稳的按摩,至穴位有热、麻、酸、胀感为止,时间 20 min,每日分早、中、晚 3 次。

(5) 操作后协助患者着衣,安排舒适的体位。

(6) 洗手、记录并签字。

六、注意事项

(1) 操作前应剪指甲、洗手,以防损伤患者皮肤。

(2) 操作时用力要均匀、柔和、有力、持久,禁用暴力。

七、操作流程

糖尿病足部穴位按摩的操作流程如图 4.18 所示,足和腿部部分穴位如图 4.19 所示,涌泉穴如图 4.20 所示。

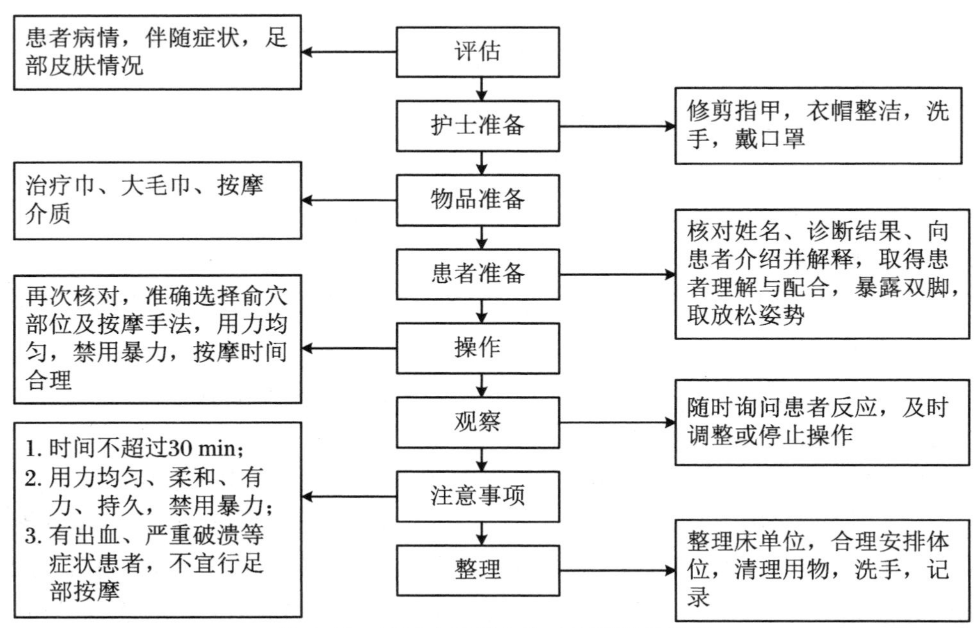

图 4.18 糖尿病足部穴位按摩的操作流程

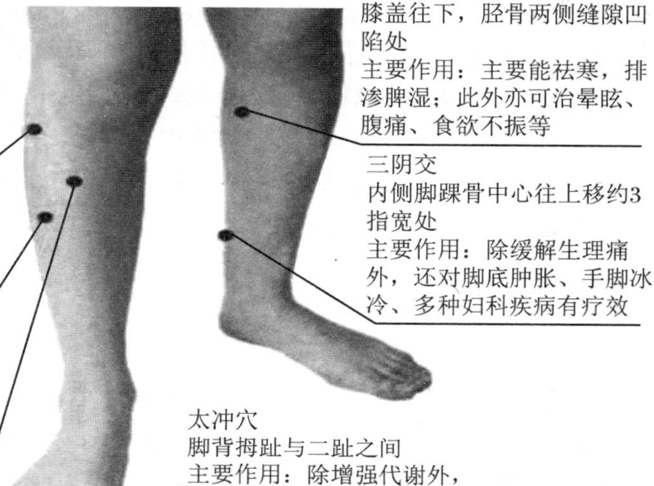

图 4.19　足和腿部部分穴位

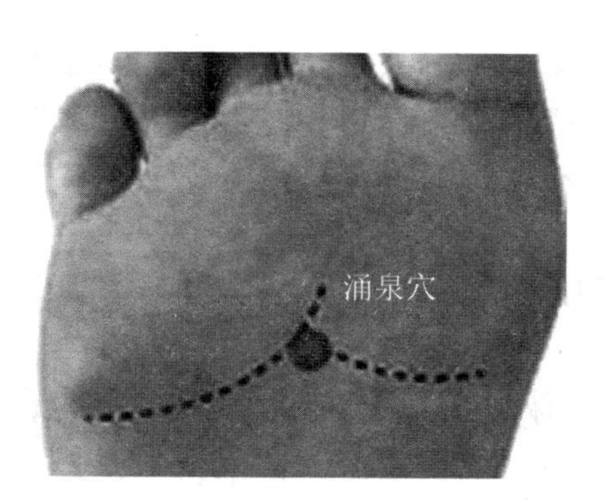

图 4.20　涌泉穴

第十节　糖尿病中药灌肠

糖尿病肾病(diabetic nephropathy,DN) 属于糖尿病严重的微血管并发症以及主要死亡原因之一,已成为引发尿毒症的主要病因,又能够引起冠状动脉粥样硬化性心脏病及高血压,严重威胁糖尿病患者的身体健康,其严重性仅次于冠状动脉和脑血管动脉硬化性病变。因此，早期发现和治疗 DN 对降低糖尿病病死率甚为重要。但迄今为止，DN 的发病机制尚未完全明了，因此还缺乏行之有效的防治手段。DN 一旦发展到慢性肾功能不全阶段，如不采取积极有效的治疗手段，20%以上患者将最终进展为终末期肾病，需靠透析维持生命。因此，摸索积极有效的治疗手段以延缓 DN 患者肾功能进行性减退的进程，具有重要的临床意义。近年来，我们在西医常规治疗基础上，加用以大黄为主的中药灌肠治疗 DN 慢性肾功能不全的患者，取得了较好的临床疗效。

一、意义

中药灌肠疗法应用于慢性肾衰竭的治疗已有数十年的历史，是根据“开鬼门，洁净腑，去菀陈莝”的中医理论，通过通腑排毒、化浊解毒、活血化瘀等方法调整气血阴阳的平衡，属中医外治法。中药灌肠既可作为毒素排泄的另一出路，减轻毒素对各脏器的损害，还可以通过肺与大肠相表里，肺主气，朝百脉之功能，将药液随气血而布达全身，发挥整体的治疗作用。西医认为灌肠药物直接作用于肠道，避免了肝脏的首过消除效应，直接吸收进入血液，渗入血液循环到达组织而达到治疗目的，同时通过肠道给药，既可以刺激肠道黏膜，增加毛细血管的通透性，使体内氮质等毒物随肠道分泌排泄；又可抑制肠道有害菌群，减少肠腔内蛋白分解，使肠源性氮质减少。中药灌肠技术是非透析治疗的重要途径之一。

二、作用及原理

糖尿病肾病发展至慢性肾功能不全阶段，中医临床辨病多属“虚劳”“关格”“溺毒”等范畴，病位多处，中下二焦以脾肾为主，病机则为本虚标实，气阴两虚为本，瘀血浊毒为标。终末期又因虚、瘀、毒相互纠结致本虚进一步加重，瘀毒内积损伤肾络使糖尿病肾病患者临床表现和肾脏功能损伤持续加重。因此，临床针对糖尿病肾病氮质血症期的临床病理特点选用解毒泻浊中药保留灌肠，利用中药在肠道内吸收快而充分，利于血肌酐和尿素氮在肠黏膜血管内外的浓度差将血液中血肌酐和尿素氮转移到肠道从而排出体外，降低血清肌酐、尿素氮水平而缓解病情。解毒泻浊中药方由生大黄、煅牡蛎、紫丹参、蒲公英及六月雪组成，方中生大黄苦寒，入胃与大肠，可泄浊毒、破积滞、化瘀血，使湿毒从肠胃排出，《神农本草经》谓其可“推陈致新，通利水谷”。研究认为，大黄有泻下、止血、抗菌、纠正脂质代谢紊乱的作用，可抑制肾小球系膜细胞及肾小管上皮细胞增生，抑制残存肾单位的高代谢状态，并能通过抑制白介素的分泌，减轻免疫反应，改善肾功能。同时，通过泻下和解毒，可加速肠腔内食物残渣的排泄，抑制细菌生长，从而减少肠腔内蛋白质的分解及氨的重吸收，起到排毒的作用。煅牡蛎含有大量的碳酸钙，有收敛吸附作用，既能制约大黄泻下太过，又能增加灌肠液的渗透压，有利于肌酐、尿素氮等毒性物质的排出，同时部分钙离子通过吸收，起到平衡钙磷代谢、减少低钙血症的作用。紫丹参能改善慢性肾功能不全血液高黏、高凝状态，延缓肾间质纤维化的进程；蒲公英、六月雪具有清热解毒、清除湿热、抗菌消炎之功，可抑制肠道细菌繁殖，减少肠毒素的生成与吸收，还可抑制氮质产物的肠-肝循环，加强大黄的导泻作用。上述药物相配伍起到通腑泻浊、化瘀排毒，阻止慢性肾功能不全进程。因此，采用解毒泻浊中药保留灌肠辅助治疗糖尿病肾病慢性肾衰竭可取得较好临床疗效。

现代药理证实大黄具有降低尿素氮、抗凝、降低血液黏稠度、调节免疫、改善氨基酸和脂质代谢、抑制肾小球系膜细胞的增殖，延缓慢性肾功能不全的进程等作用。以大黄为主药口服或保留灌肠是治疗慢性肾衰竭重要治法之一。大黄提取物治疗 DN 的分子细胞机制包括作用于相关细胞因子，改善 DN 的糖、脂代谢紊乱，调节肾成纤维细胞增殖和凋亡，影响肾内血流动力学，减轻肾脂质过氧化损伤等。大黄对肾脏有保护作用的主要有效成分为大黄素和大黄酸，大黄酸可以调节细胞糖代谢异常，拮抗 TGF-β 效应，纠正脂质代谢紊乱，保护内皮细胞功能和逆转胰岛素抵抗的作用，使它有可能成为糖尿病及糖尿病肾病综合治疗中一个极具潜能的药物。

三、适应证

水肿、泡沫尿、恶心呕吐、腰膝酸软等消渴病肾病见上述证候者。

四、禁忌证

（1）对于肛周脓肿以及严重痔疮患者。
（2）肛门、直肠和结肠手术患者。
（3）大便失禁患者。
（4）下消化道出血患者。
（5）妊娠妇女。

五、操作方法

1．评估

（1）患者的病情、血糖情况、伴随症状、肛周皮肤及黏膜情况。

（2）患者的意识状态、心理状态、对操作的认识及合作程度。

（3）室内环境干净整洁，操作时注意遮挡。

2．目标

通腑排毒、化浊解毒、活血化瘀，改善消渴病肾病的不适症状。

3．用物准备

治疗盘，灌肠筒或输液器一套，弯盘内放消毒肛管（14～16 号），血管钳，水温计，液状石蜡，一次性中单，棉签，纸巾若干，便盆，过滤后中药汤剂 180～200 mL，一次性手套。

4．操作步骤

（1）核对医嘱，备齐用物，携至床旁，做好核对解释，消除患者顾虑，取得合作。关闭门窗，调节室温，用隔帘或屏风遮挡。嘱患者排空二便。

（2）帮助患者选择合适体位（左侧或右侧卧位），臀移至床沿，充分暴露肛门，用小枕使其臀部抬高 10 cm，上腿弯曲，下腿伸直微弯，臀下垫一次性中单，臀旁放置弯盘。

（3）测量药液温度（39～41 ℃），倒入灌肠筒或输液瓶内，挂在输液架上，液面距离肛门约 30 cm，连接肛管或吸痰管，用液状石蜡润滑前端，排气，夹紧肛管或关闭输液器开关，并放入清洁弯盘内。

（4）左手带好手套，将臀部分开，暴露肛门，右手将肛管前端轻轻插入 15～20 cm，调节流量，缓慢滴入药液（60～80 滴/min），注入时间宜在 15～20 min 范围，如患者有排便感时，指导患者深呼吸或与患者交谈，分散其注意力，灌肠后尽可能变换体位以使药液充满肠腔。

（5）药液灌毕，夹紧肛管，将其拔出放于弯盘内。

（6）用纱布轻柔肛门处，嘱患者尽量保留 1 h 以上，使药液充分吸收。

（7）协助患者擦干净肛周皮肤，脱去手套，协助患者整理衣物，取舒适体位，整理床单位，给予健康教育，整理用物，洗手，观察患者反应。

（8）1 h 后可撤去臀部小枕，一次性中单，整理床单位。

六、注意事项

（1）操作前了解患者病情，掌握灌肠的卧位和插管深度。为减轻肛门刺激，宜选用小号肛管，压力宜低，药量宜小；为促进药液吸收，插管不宜太浅。灌肠前应排空大便，每次灌肠液不应超过 200 mL。

（2）如伴有肠道疾病，应在夜间睡前灌入，并减少活动。

（3）灌肠筒、肛管应做好消毒灭菌处理。药液温度应保持在 39～41 ℃，过低可使肠蠕动加强，腹痛加剧；过高则引起肠黏膜烫伤或肠管扩张，产生强烈便意，致使药液在肠道内停留时间短,吸收少。但老年人药温宜稍偏高。冬季药温宜偏高,夏季可稍低些。

(4) 操作前观察肛周皮肤有无红肿、破溃,询问有无药物过敏史。

(5) 操作时注意保暖及保护患者隐私。

(6) 中药保留灌肠后,患者大便次数增加,需注意对肛周皮肤的观察及保护,必要时可局部涂抹油剂或膏剂。

(7) 操作过程中询问患者的感受,并嘱患者深呼吸,可减轻便意,延长药液的保留时间。如有不适应立即停止灌肠并通知医生做好相应处理,随时注意血糖变化。

(8) 操作完毕后,记录灌肠时间、保留时间及患者排便的情况。

七、操作流程

糖尿病中药灌肠的操作流程如图 4.21 所示,我院使用的灌肠中药黄芩解毒泄浊颗粒如图 4.22 所示,中药灌肠如图 4.23 所示。

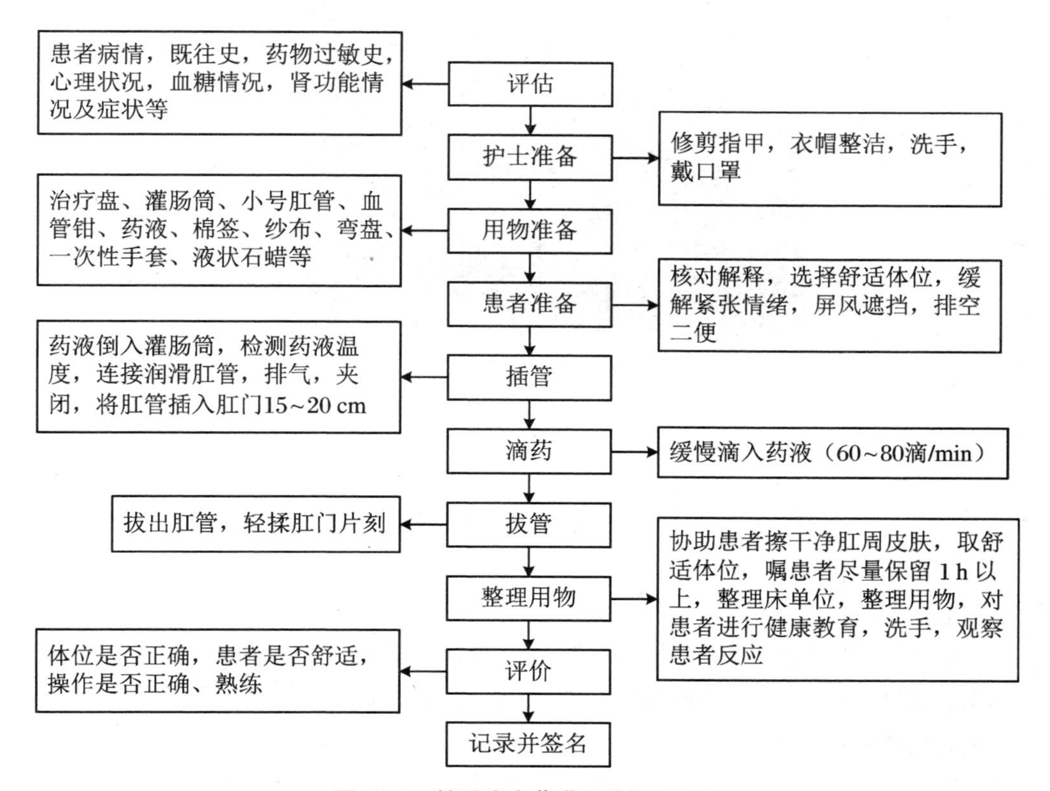

图 4.21 糖尿病中药灌肠的操作流程

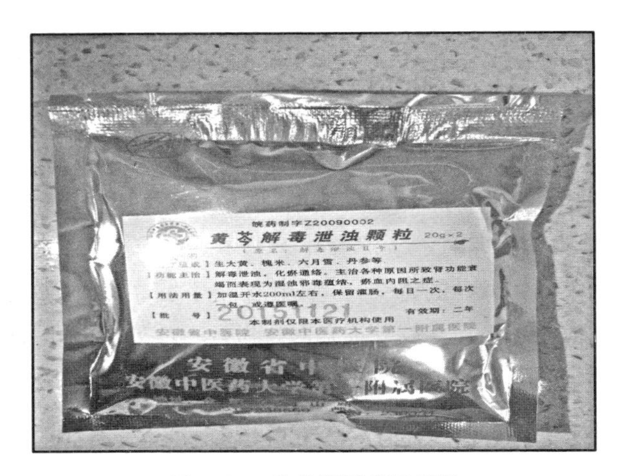

图 4.22　黄芩解毒泄浊颗粒

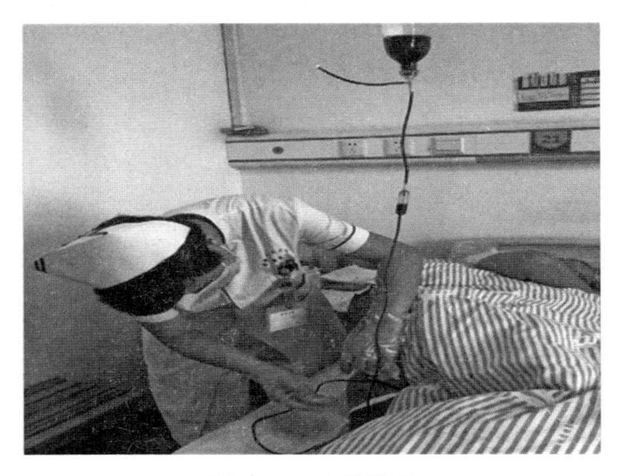

图 4.23　中药灌肠

第十一节　糖尿病中医推拿疗法

中医推拿疗法作为中医外治法之一，在糖尿病患者中应用广泛，有通经络、行气血、濡筋骨、调阴阳、改善脏腑功能的作用。运用推拿手法刺激有关经络俞穴，可促进胰岛功能的良性调节作用，促进和改善胰岛素的分泌，加快机体对血液中葡萄糖的吸收和利用，还能抑制胰高血糖素的释放，控制体内脂肪组织的分解，改善代谢功能，增强免疫功能，预防和控制并发症的迁延和发生。推拿治疗糖尿病的疗效也得到了大量的临床验证，具有多成分、多途径、多靶点、毒副作用小的特点和优势，效应综合，疗效稳定，绿色安全，对本病的长期治疗有着重要意义。通过查阅文献看出推拿疗法能够帮助糖尿病患者降糖、调脂，改善临床症状等。

一、运腹通经法

运腹通经法在治疗气阴两虚型2型糖尿病中效果显著，治疗操作方法如下：

1. 通阳经

（1）患者取俯卧位，嘱其自然放松，医者先坐于患者的头前侧，用拇指点按百会穴5～8次，然后用十指指尖推擦患者的后头至颈部，反复操作5～8遍，医者用力要均匀，收放要自如。

（2）医者起身立于患者的左侧，用双手拇指点按双侧风池穴5～10次，以患者自觉酸胀为宜，然后放松颈部肌肉3 min；医者用掌根按揉大椎穴，并放松该穴位两旁的肌肉；最后医者用双手拿揉患者的肩井3 min。

（3）沿背部膀胱经及督脉施滚法治疗，手法渗透柔和，时间3～5 min。然后以双拇指指腹按揉肺俞、胰俞、脾俞、胃俞、肾俞、三焦俞，手法轻重以患者有明显酸胀感为度。最后双手交替以掌根推法分别平推脊柱两侧膀胱经，从胸背部推至腰部，以患者感到后背发热为度。

（4）双手拿揉患者大腿后侧的肌肉，力度和缓渗透，反复操作3遍，再用拇指按揉放松小腿三头肌，点按委中、委阳、足三里、三阴交、血海3～5遍。

2. 运腹法

（1）患者取仰卧位，嘱患者自然呼吸，双手拿揉上肢腋前、腋后部肌肉2 min，然后沿上臂阴阳经走行，从上臂至前臂作拿法3～5次，同时顺点曲池、内关等穴位，最后沿经脉循行方向掌推上肢手三阴、手三阳经各3～5次。以患者有明显酸胀感为度。

（2）医者位于患者左侧，暴露腹部。医者手掌自然伸直，腕关节略背伸，将手掌平放于腹部微微的施加压力，以肘关节为支点，前臂主动运动，使手掌随同腕关节连同前臂做环形的摩腹，以脐为中心顺时针摩全腹3～5 min。

（3）医者以一指禅推法施术任脉、胃经、脾经共约3 min；点按上脘、中脘、关元、气海、天枢、澜门每穴各0.5 min；最后在上腹部行掌振法3 min。

此法除可降低血糖，还可有效改善气阴两虚型2型糖尿病患者伴有的口干咽燥、乏力、自汗盗汗、五心烦热、失眠等症状。

二、推拿按脊法

推拿按脊法在治疗糖尿病伴腰背痛患者中效果显著，治疗操作方法如下：

（1）预备治疗手法：用滚法自颈肩、背部、腰臀、腿至足跟反复10次，顺足太阳膀胱经的大杼、肺俞、心俞直至膀胱俞进行推按，顺双下肢膀胱经和少阳经自臀部至足跟推按。一指禅推阳谷、太溪、三阴交、肝俞、脾俞、梁门、天枢、足三里、血海等穴位3～5遍，以上手法作为10 min的治疗前准备，使局部肌膜放松，有利于推按整脊治疗。推拿按脊手法，在T_6～T_{11}椎间关节推按治疗。

（2）按脊法：患者取俯卧或侧卧，术者双手拇指按压两棘突间，前后推按200次。

（3）椎间小关节按法：患者取俯卧位，术者双手拇指放置于棘突旁1.5 cm处分别推按左、右侧200次。左、右斜动按脊法：术者双手拇指置于棘突侧面进行推按200次，用力方向向对侧倾斜45°。

（4）整脊法：包括三维立体斜扳整脊法及顶脊法。

三维立体斜扳整脊法：患者取俯卧位，患侧在上，髋、膝关节屈曲，下肢伸直。术者立于患者腹侧，一前臂肘关节置于患者的肩部，中指置于偏歪的棘突；另一前臂肘关节置于髋关节及臀部，两前臂肘关节相对用力，使上身和臀部做相反方向旋转（肩部旋后臀部旋前，同时令患者尽量放松），用力做稳定推扳动作。此刻往往可听到清脆的弹响声，适应于胸椎椎后关节紊乱征。

顶脊法：患者取坐位，双手抱住颈部前倾位，术者立于患者后方，用膝关节顶住胸椎棘突间，双手握住患者双侧肩部，前顶后拉同时用力，可听到清脆的弹响声，手法结束。每天治疗1次。

此法可改善背痛性2型糖尿病的脊柱关节活动度，调整脊柱平衡，缓解关节囊周围软组织晨僵，改善椎间关节紊乱，还具有减少胰腺神经和脊神经前根的刺激、改善神经胰腺功能、降低血糖、改善临床症状的作用。

三、中医上、中、下消症状辨证不同，采用不同的推拿手法治疗糖尿病

1. 常规推拿手法

（1）背部：取俯卧位。按揉背部胰俞、肾俞等穴位，再以擦法擦之透热为度，约10 min。

（2）腹部：取仰卧位。一指禅推中脘、气海等穴位，再行摩腹，以腹部有温热感

为度，约 10 min。

(3) 下肢：取仰卧位。按揉血海、足三里等穴位，以酸胀为度，约 5 min。

(4) 头面部：取坐位。拿五经等穴位，按、分、点头维、印堂、睛明等穴位，约 3 min。

(5) 上肢：取坐位。推手三阴、三阳，拿、点极泉、曲池等穴位，约 3 min。

2. 中医治则(辨证加减)

(1) 上消。主症：烦渴多饮，口干舌燥，舌边尖红，苔薄黄，脉洪数。治宜清热润肺生津。在常规手法治疗时，加揉人迎、廉泉等穴位，平推胸背以温热为度。

(2) 中消。主症：多食善饥，形体消瘦，大便干结或溏薄，舌红，苔黄燥或黄腻，脉洪数或滑数。治宜清泻胃火。在常规手法治疗时，加揉脾俞、胃俞等穴位，斜擦两斜肋部，以温热为度。

(3) 下消。主症：尿频量多，混浊如膏，头晕乏力，腰膝酸软，舌暗红，苔薄，脉细数。治宜滋阴补肾。在常规手法治疗时，加揉命门、志室等穴位，再用擦法擦之透热为度。

此法根据不同中医临床辨证采用不同穴位推拿疗法，具有调节脏腑功能、扶正祛邪等作用。

四、操作方法

采用自制中药制剂(内含红花、丹参、川芎、桂枝、桃仁可活血祛瘀舒筋通络)于足浴桶中浸泡双足 15～20 min，水温在 38～40 ℃，在以上治疗的基础上，进行足穴推拿治疗，采用全足按摩、重点加强的方法。重点推拿垂体、肾、肾上腺、胰腺、胃、十二指肠、脾等反射区和涌泉、三阴交、太冲、足三里、承山等穴位。以上操作 20 min，双足共 40 min。每天 1 次。

此法通过推拿足部内分泌腺反射区，能调整内分泌腺的功能，改善糖尿病周围神经病变及血管病变，预防糖尿病足。采用足部推拿疗法联合艾灸或中药泡洗，更有疏通经络、改善肢体的气血循环，使筋脉得以濡养的作用。

五、禁忌证

(1) 糖尿病伴急性并发症如糖尿病酮症酸中毒、高渗性昏迷以及合并严重慢性并发症，如糖尿病肾病、糖尿病足、严重眼底病变、心功能不全、严重心律失常、有出血倾向或新近发生血栓的患者。

(2) 各种肘关节疾病以及腰椎间盘突出症急性期。怀孕及妊娠期妇女的腰骶部不宜推拿。

(3) 诊断尚不明确的急性脊柱损伤伴有脊髓症状的患者,可疑或已经明确诊断有骨关节或软组织肿瘤的患者

(4) 急性软组织损伤且局部肿胀严重的患者(比如急性脚扭伤),骨关节结核、骨髓炎、老年性骨质疏松症等骨病患者。

(5) 局部有皮肤破损或皮肤病、急性传染病期的患者。

六、操作流程

糖尿病中医推拿疗法的操作流程如图 4.24 所示,足部推拿如图 4.25 所示,背部推拿如图4.26 所示。

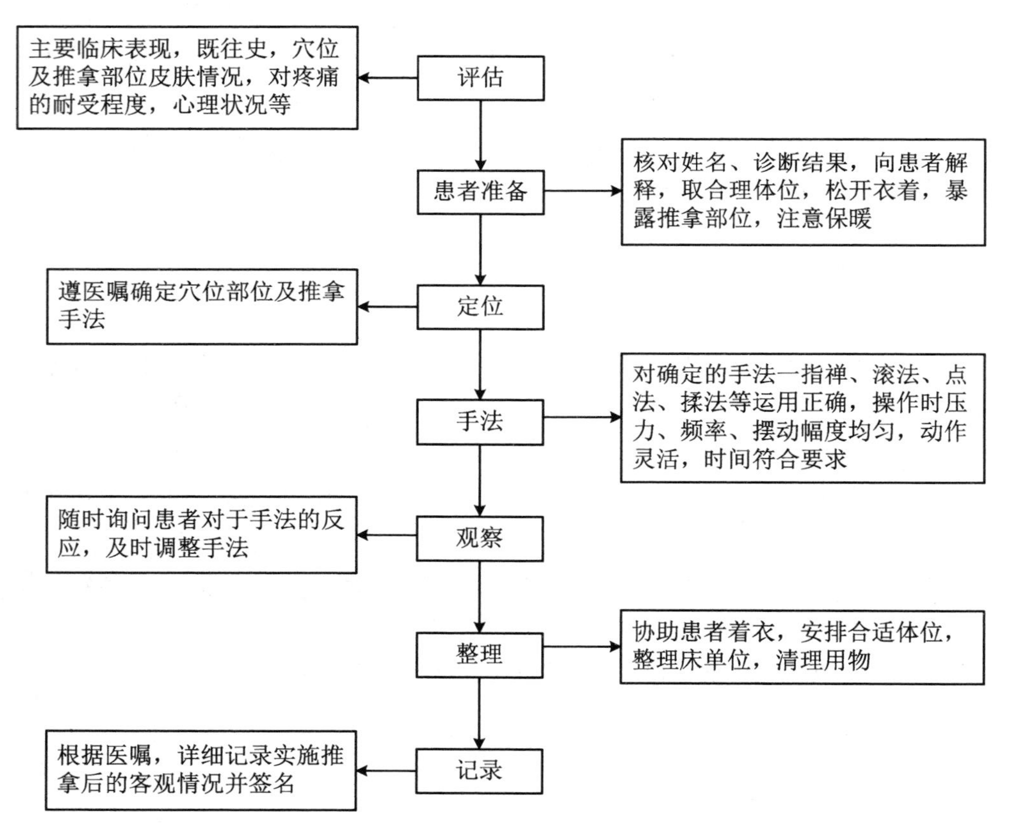

图 4.24 糖尿病中医推拿疗法的操作流程

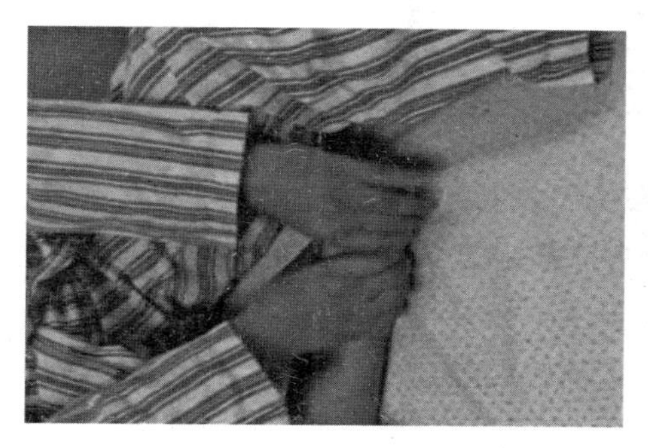

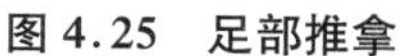

图 4.25　足部推拿

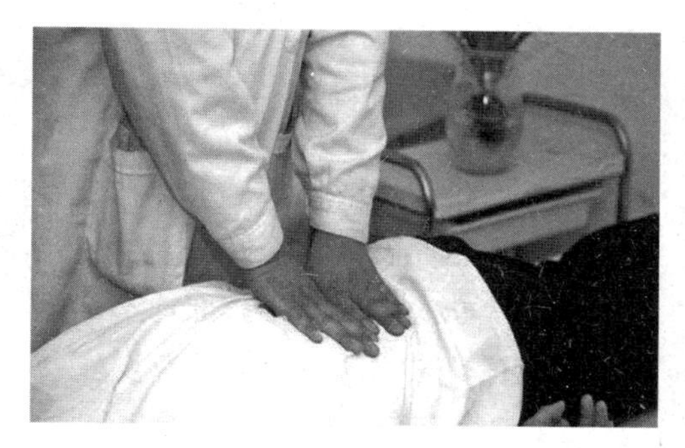

图 4.26　背部推拿

第十二节　糖尿病拔罐疗法

拔罐疗法是中医学的重要组成部分，在中国经历了数千年的发展与积淀，已经具有鲜明的特色和确切的疗效，具有操作简便、疗效显著、经济实用、安全等特点。目前，拔罐疗法广泛应用于临床治疗中。拔罐疗法是指借助热力排除罐内空气以产生负压，使之吸附于俞穴或应拔部位体表的方法，造成局部皮肤充血淤血而产生刺激，以达到防治疾病的目的。目前临床常用的罐的种类有：竹罐、陶罐、玻璃罐和抽气罐等。常用的拔罐方法有闪罐法、留罐法、走罐法等。

一、作用及原理

拔罐疗法具有疏通经络，驱邪祛瘀，清热解毒，调和气血和内治脏腑的作用。

二、适应证

拔罐的适应范围较为广泛，如风湿痹痛、各种神经麻痹；一些急慢性疼痛，如腹痛、背腰痛、痛经、头痛等均可应用；还可用于感冒、咳嗽、哮喘、消化不良、胃脘痛、眩晕等脏腑功能紊乱方面的病证。此外，如丹毒、毒蛇咬伤、疮疡初起未溃等外科疾病亦可用拔罐法。

三、禁忌证

（1）皮肤有过敏、溃疡、水肿和大血管处，不宜拔罐。

（2）高热抽搐者及凝血机制障碍者，不宜拔罐。

（3）孕妇的腹部及腰骶部均不宜拔罐。

（4）有糖尿病严重急慢性并发症，如严重糖尿病足、酮症酸中毒等不宜拔罐。

四、拔罐疗法在糖尿病中的应用

1．拔罐辅助治疗肥胖型 2 型糖尿病

采用中号玻璃火罐，取腹部神阙穴、关元穴、中脘穴、双侧大横穴、双侧天枢穴、关元穴，背部脾俞穴、三焦穴，用闪火法拔罐治疗，留罐 10～15 min，隔日 1 次。20 d 为 1 个疗程。此法联合耳穴埋豆，耳穴埋豆选穴包括：丘脑、脑垂体、皮质下、内分泌、腹、脾、饥点，能够配合控糖，减轻体重。

2．拔罐联合穴位按摩治疗糖尿病周围神经病变

选穴：涌泉、太冲、三阴交、阳陵泉、足三里等穴位进行点、按、揉压、拍等指法，进行柔和、平稳的按摩，至穴位有热麻酸胀感为止，时间 20 min，每日分早、中、晚 3 次。按摩结束沿背部督脉经和膀胱经从上至下拔罐，留罐 5～10 min，起罐。10 次为 1 个疗程，可连续行 3～6 个疗程。此法可有效降低血液流变学的相关指标，改善微循环，从而增加神经细胞营养，促进受损神经的修复，使得神经传导速度加快，改善糖尿病周围神经病变患者临床症状和体征。

3．拔罐联合穴位贴敷背俞穴治疗糖尿病

在背部足太阳膀胱经贴敷双侧肺俞、胰俞、胃俞、脾俞、肾俞。贴敷结束用中号火罐在肺俞、胰俞、胃俞、脾俞、肾俞拔罐 5 min，6 次/周。针对糖尿病患者的特殊体质，要求施术部位必须严格消毒，同时拔罐时切忌皮肤破损，以预防感染。4 周为 1 个疗程。此法贴敷背俞穴加火罐共奏疏通经脉、激发经气、调和气血、扶正培元之作用，最终燥热去除、阴阳平衡，可辅助降低糖尿病患者的血糖等相关指标。

五、注意事项

（1）拔罐时要选择适当体位和肌肉丰满的部位，骨骼凹凸不平，毛发较多的部位均不适宜。

（2）拔罐时要根据所拔部位的面积大小选择大小适宜的罐，操作时动作要稳、准、快，起罐时切勿强拉。

(3) 操作前一定要检查罐口是否光滑，有无裂痕、毛刺等。

(4) 操作时注意勿灼伤或烫伤皮肤，若烫伤或留罐时间太长使皮肤起水疱，小水疱可不必处理，仅覆以消毒纱布，防止擦破即可，可自行吸收。水疱较大时用注射器吸出液体并覆以消毒纱布，以防感染。

(5) 拔火罐时应注意防火。操作前评估环境中有无易燃易爆物品。

(6) 使用后的罐均应消毒后备用。

六、操作流程

糖尿病拔罐疗法的操作流程如图 4.27 所示，火罐如图 4.28 所示，拔火罐如图 4.29 所示。

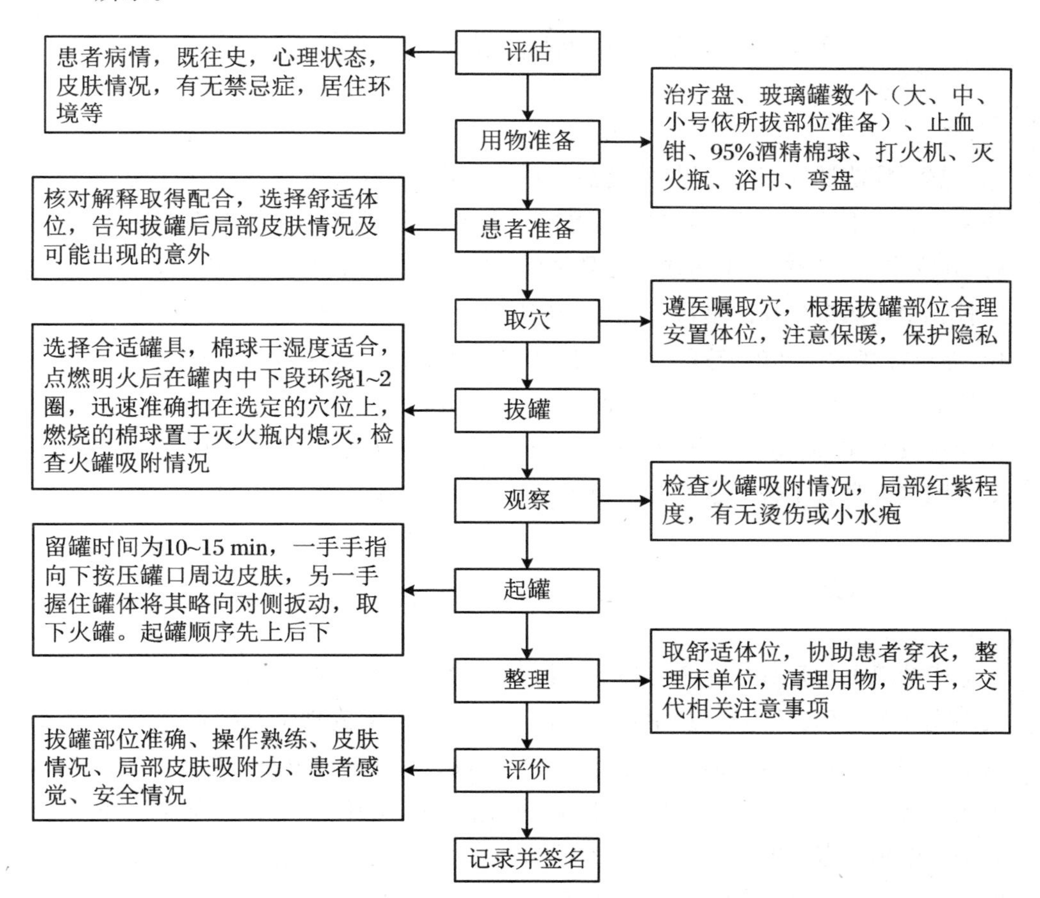

图 4.27　糖尿病拔罐疗法的操作流程

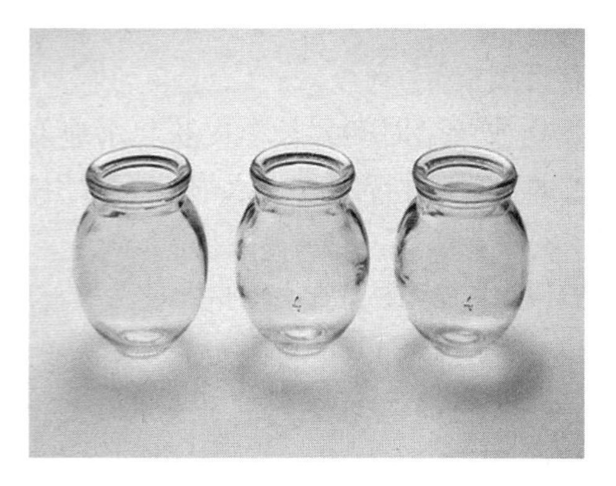

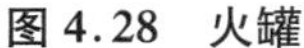

图4.28 火罐

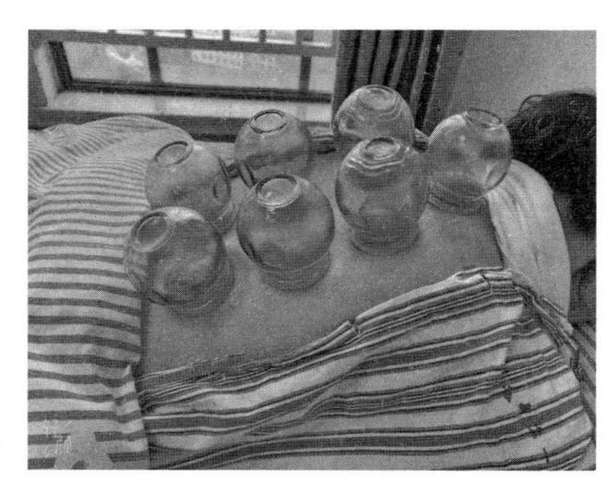

图4.29 拔火罐

第十三节 糖尿病中药热奄包疗法

热熨疗法源远流长，是指将蓄热物质加热后，迅速用布包裹，然后在患者身上的特定部位来回移动或反复旋转按摩的一种外治法，为我国传统中医疗法，距今已有2000多年的历史。中药热奄包是中药热熨疗法的改良与延伸，属于热熨疗法的一种。中药热奄包疗法是将中药配伍好后置于囊袋中，将其加热置于身体特定穴位，通过加热后中药的熏蒸治疗作用起到治疗的效果。中药热奄包疗法是采用中药热敷结合穴位刺激的一种无创性外治疗法，吸收了中药治疗和穴位刺激的优点，该疗法具有简、便、验、廉，且毒副反应小、无痛苦等特点，临床应用广泛，也越来越受到国内外学者重视。本节介绍中药热奄包疗法在糖尿病中的应用。

一、意义

中药热奄包是敷药疗法与热敷疗法相结合的一种独特的治疗方式，晚清时期吴尚先在其著作《外治医说》中进一步阐明了中医外治的理论基础："外治之理，即内治之理；外治之药，亦即内治之药。所异者，法耳。"该疗法以中医理论为基础，以脏腑经络学说为依据，具有"内病外治"的特点，是一种使中草药定向、高效的治疗方法。中药热奄包的热敷疗法，具有温热散寒、活血化瘀、消肿止痛等功效，同时与内治法一样，通过辨证施治配伍的中药可通过热奄包技术直接作用于病所，或通过相关经络、穴位直达病所，达到了既体现局部用药的特色，又能兼顾其整体病机。

此外，中药热奄包治疗因局部用药、透皮吸收，又能避免肝脏首过效应对中药药效的影响，从而降低了药物毒性和不良反应的发生。现代部分医家认为，中医外治用药更贴合目前所谓“靶向用药”的原则。中药热奄包适用于多种疾病的治疗，研究证明中药热奄包外治可明显减轻或消除糖尿病患者胃轻瘫症状，缩短胃排空时间、增加胃排空率；另外有学者发现在中药热奄包治疗糖尿病性腹泻方面，不仅疗效确切，而且治疗组患者血糖水平及周围神经病变症状也有明显改善；还有研究表明，中药热奄包可明显改善或消除糖尿病周围神经病变导致的双下肢麻木、疼痛、感觉异常等不适，可明显改善神经传导速度，促进神经修复。因此，中药热奄包疗法在临床糖尿病患者中应用非常广泛，提高了患者的满意度。

二、作用及原理

糖尿病性胃轻瘫常见的症状包括早饱、恶心、腹胀、呕吐、打嗝、食欲缺乏。主要是胃动力下降、胃排空迟缓、胃节律紊乱而导致胃潴留。中医认为本病属于“痞满” 和“胃缓”等范围，其发生的主要原因是脾失健运、胃失和降。中脘穴是上中下三焦气机枢纽，为六腑之会穴、胃之募穴，具有通调上下的作用；脐部是任脉、督脉和冲脉的汇聚之所。中药热奄包通过温热刺激及药效渗透效应增加，使俞穴及血管扩张，血流量增加，达到“引药入深走窜”至病灶，共奏温经理气、降逆和胃之功，加快胃肠道功能的恢复，促进有效的胃肠道蠕动。

糖尿病性腹泻属于糖尿病自主神经病变的一种，主要表现为脐腹不适，或微微作痛，大便稀溏不成型或呈水样，食后泻或晨起即泻、脂肪泻等，常伴有纳差、腹中雷鸣等症状，其病位在肠，与脾肾关系密切。清代医家吴师机言：“中焦之病，以药切粗末炒香，布包敷脐上为第一捷法……无论何病，无论何方，皆可照用。”中药热奄包敷脐治疗的理论来源主要在于此。神阙穴位于脐中，为经络之总枢，与五脏六腑相通； 中脘穴为胃经募穴；天枢穴为胃经俞穴，又为大肠经募穴，中药热奄包热敷此三穴，共奏温补脾肾、涩肠止泻之功。

糖尿病周围神经病变主要临床表现为双侧肢体麻木、疼痛、发凉等，中医学认为，该病病位主要在肌肉、筋脉，病机有不荣则痛、不通则痛两个方面。消渴日久，气血亏耗，阴阳俱虚，筋脉失养，故见肢体发凉、麻木、疼痛，甚至肌肉萎缩等，即所谓的“不荣则痛”；气为血帅，气虚无力推动血行成瘀，或阴损及阳，阳虚寒凝而瘀等，即属于“不通则痛”。中药热奄包在治疗糖尿病周围神经病变的疼痛方面效果尤为突出：一方面，中药热奄包可通过其温热的性质温通经络、活血祛瘀而解除疼痛；另一方面，中药热奄包可使药物直达病所，有效增加了药物浓度，加强了止痛效果。从现代医学角度讲，中药热奄包能扩张局部毛细血管， 加速血液循环，有利于药物有效成分及炎性代谢产物的吸收，达到更快缓解疼痛的功效。

三、适应证

（1）糖尿病自主神经病变如腹泻、便秘、胃轻瘫等。
（2）糖尿病周围神经病变临床表现为肢体麻木、疼痛、发凉等。
（3）糖尿病伴有颈肩腰腿痛属寒性者。

四、禁忌证

（1）孕妇的腹部及腰骶部禁用。
（2）严重的糖尿病、截瘫、偏瘫等感觉异常者禁用。
（3）对药物过敏者禁用。
（4）皮肤溃疡、不明肿块或有出血倾向者禁用。
（5）扭伤急性期，24 h 内禁止热敷。
（6）过饥、过劳者慎用。

五、操作方法

1．评估

（1）当前主要症状、临床表现、既往史及药物过敏史。
（2）患者体质及中药热奄包治疗部位的皮肤情况。
（3）患者心理状况。
（4）环境清洁、宽敞、明亮、温湿度适宜。

2．用物准备

治疗盘、大青盐、配置好的中药、布袋、毛巾、治疗巾，必要时备屏风等。

3．操作步骤

（1）核对医嘱，备齐用物携至床旁，做好解释，取得合作。
（2）协助患者取舒适位暴露治疗部位，再次检查局部皮肤情况。
（3）将药包加热，用毛巾将热药包包好，敷于病患部位，将被子盖好。
（4）观察局部皮肤有无烫伤及过敏。
（5）操作完成后擦净局部皮肤，协助患者整理衣着。
（6）评价热敷部位定位、局部皮肤情况、中药热奄包固定情况、患者感觉等。
（7）处理用物，洗手，记录并签字。

六、注意事项

(1) 询问患者情况有无不适,及时处理。

(2) 留药 20～30 min,勿剧烈活动。

(3) 温度适宜,不宜过烫,一般温度为 50～60 ℃,不宜超过 70 ℃,年老、婴幼儿温度不宜超过 50 ℃,温度不足时需更换药袋。

(4) 布包的开口一定要扎紧,防止盐粒漏出烫伤皮肤。

(5) 关爱患者,注意保护患者隐私。

(6) 做中药热奄包时禁止使用神灯治疗。

(7) 治疗过程中局部皮肤可能出现烫伤等情况,注意巡视观察。

(8) 治疗过程中局部皮肤产生烧灼、热烫的感觉,应立即停止治疗。

(9) 治疗后应注意避风保暖,不可过度疲劳,饮食宜清淡。

(10) 热敷后 30 min 内不要用凉水洗浴。

(11) 热敷后饮适量温水,不可饮凉水。

七、操作流程

糖尿病中药热奄包疗法的操作流程如图 4.30 所示,中药热奄包如图 4.31 所示,中药热奄包敷患处如图4.32 所示。

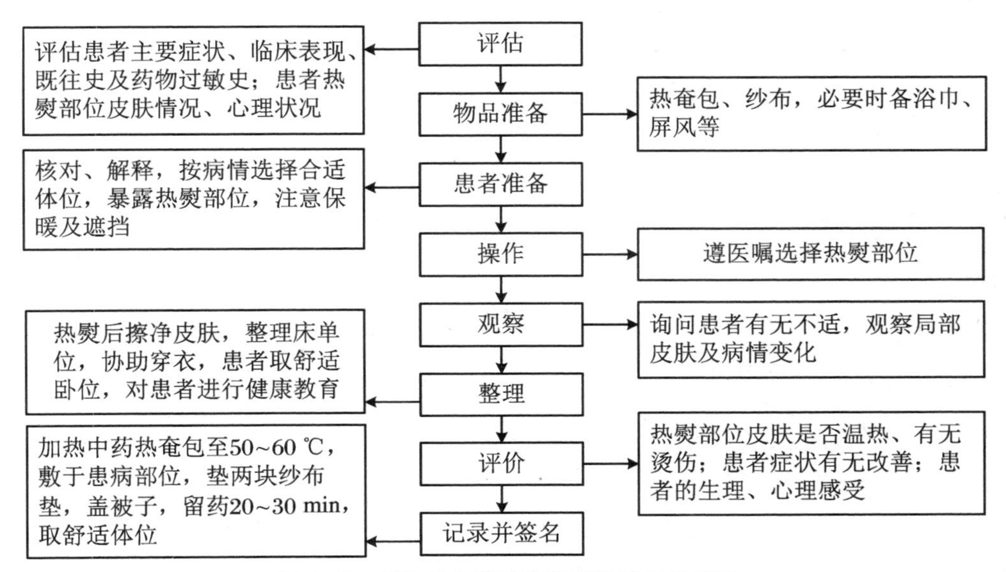

图 4.30　糖尿病中药热奄包疗法的操作流程

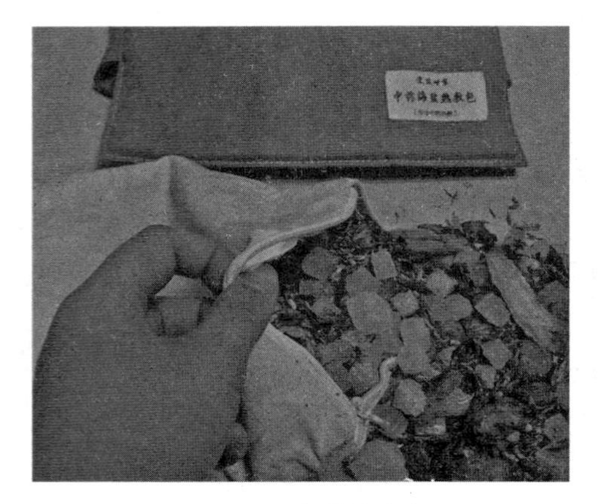

图 4.31　中药热奄包

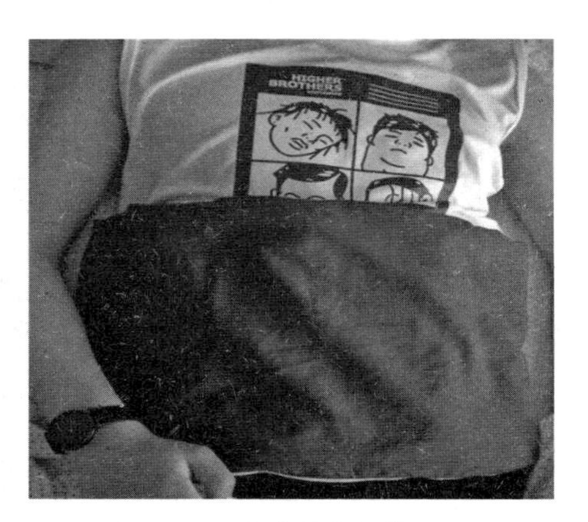

图 4.32　中药热奄包敷患处

第五章　糖尿病特殊状况调护

第一节　糖尿病低血糖规范处理及调护

一、概述

低血糖是指血浆血糖浓度低于正常低限即为低血糖，一般糖尿病患者血浆血糖浓度≤3.9 mmol/L（70 mg/dL）为低血糖的诊断标准。

二、低血糖的可能诱因

（1）饮食：进食过少、未能及时进食、过于限制碳水化合物的摄入或错误的禁食碳水化合物、空腹饮酒。

（2）运动：运动量过大、运动时间过长。

（3）药物：胰岛素的用量过多或擅自增加口服药药量。

（4）糖尿病肾病及慢性肾功能不全者，体内药物潴留时间过长，促使低血糖的发生。

（5）糖尿病患者妊娠早期或刚分娩数小时内。

（6）肝脏性疾病：肝实质细胞广泛受损、肝糖原消耗过度等。

（7）胃大部切除术后。

（8）情绪从长期的紧张状态到突然间的放松愉悦状态。

（9）空腹大量饮酒而其他食物摄入过少时。

（10）小肠吸收不良、长期腹泻等。

三、临床表现

(1) 轻度症状:心慌、冷汗、焦虑、发抖、饥饿感、情绪不稳、头晕、头痛等。

(2) 严重时:抽搐、嗜睡、意识丧失、昏迷甚至死亡。

四、低血糖的预防

(1) 遵医嘱用药,胰岛素注射剂量准确,切勿擅自增减药量。

(2) 饮食定时定量,七八分饱。

(3) 勿空腹饮酒,限制酒的摄入。

(4) 熟悉或掌握低血糖的症状及自我救治方法,保持心态平和。

(5) 劳逸结合,选择适合自身病情的运动方法,以运动后最大脉搏为 170 - 年龄为佳。

(6) 随身携带急救卡和食物,以防低血糖发生和便于抢救及时。

五、不同食物升高血糖的速度不同

升高血糖的速度:葡萄糖>蜂蜜>白糖水>可乐>果汁>葡萄干>牛奶>冰淇淋>巧克力。

六、低血糖的分类

(1) 低血糖症:指糖尿病患者血糖水平低于 3.9 mmol/L,同时有临床症状,多数患者属于此类。

(2) 无症状性低血糖:血糖低于 3.9 mmol/L,但患者多无症状和体征。

(3) 低血糖反应:患者有低血糖的临床症状及体征,但血糖多高于 3.9 mmol/L,多见于血糖下降速度较快时。

七、糖尿病患者低血糖的规范处理及相关护理

糖尿病患者低血糖的规范处理及相关护理如图 5.1 所示。

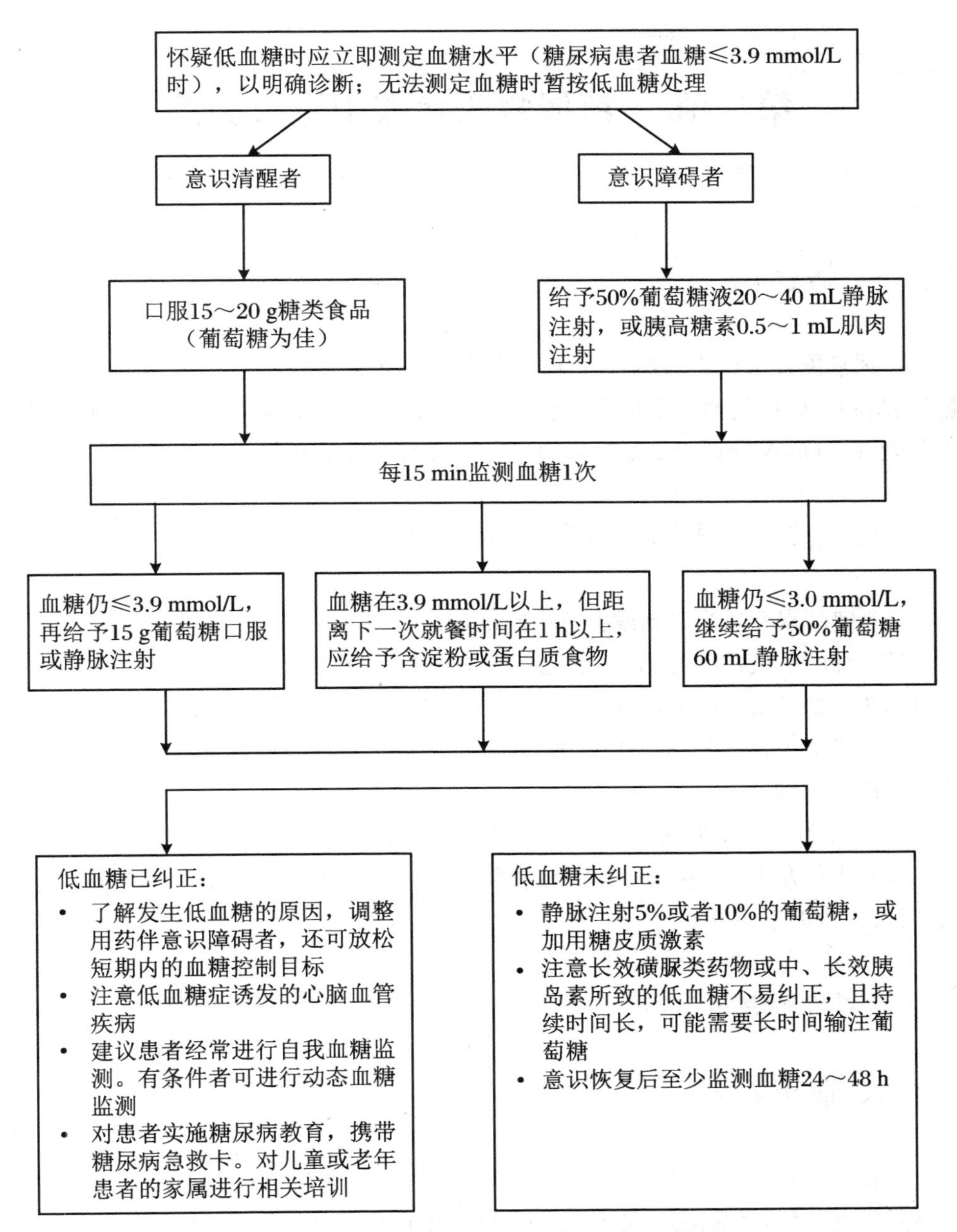

图 5.1　糖尿病患者低血糖的规范处理及相关护理

注：15 g 糖类食品（以葡萄糖为佳，如糖块 2～4 块、含糖饮料 100 mL、果汁半杯、蜂蜜 1 勺等）。服用 α-糖苷酶抑制剂的患者，如发生低血糖时，应立即给予葡萄糖口服或静脉治疗，不得首选进食碳水化合物。

第二节 糖尿病酮症酸中毒及调护

一、概述

糖尿病酮症酸中毒(DKA)是由于胰岛素不足和升糖激素不适当升高引起的糖、脂肪和蛋白质代谢严重紊乱综合征,临床以高血糖、高血酮和代谢性酸中毒为主要表现。DKA 常见于 1 型糖尿病患者,2 型糖尿病亦可发生。

二、糖尿病酮症酸中毒的诱因

(1) 胰岛素不适当升高或突然中断治疗。

(2) 感染也是常见的诱因,以急性感染或慢性感染急性发作为多见。其中最常见的为呼吸道、泌尿道及消化道感染。伴有呕吐感染者易产生酮症。

(3) 应激状态,如手术、外伤、骨折、麻醉、妊娠、急性心肌梗塞、脑血管意外、甲状腺机能亢进等,均可诱发酮症酸中毒。

(4) 精神因素,如精神创伤、精神紧张及过度激动等。

(5) 饮食失调,过多进食含糖和脂肪的食物,饮酒过度或过分限制碳水化合物,每天进量低于 100 g。

(6) 糖尿病患者血糖未控制或病情加重。

(7) 胃肠道疾病引起呕吐、腹泻、厌食,导致重度失水和进食不足。

三、临床表现

主要表现有多尿、烦渴多饮、失水症状加重,具体表现在皮肤干燥、缺乏弹性;口唇呈樱桃红色,两颊潮红,眼球下陷;呼吸加深加快,呼气有烂苹果样丙酮味;血压下降,心率细速;各种反射迟钝,甚至昏迷。

四、实验室检查

(1) 酮体:尿酮体呈阳性、尿糖呈强阳性;血酮体一般在 5 mmol/L(50 mg/dL)

以上，有时可达 30 mmol/L，血糖升高。

(2) 血糖：DKA 时血糖多为 16.7～33.3 mmol/L，超过 33.3 mmol/L 时多伴有高血糖高渗综合征或肾功能障碍，遵医嘱监测血糖。

(3) 血气分析：血浆二氧化碳结合力降低，二氧化碳分压降低，血浆 pH<7.35。

(4) 血清电解质：血钠多数降至 135 mmol/L 以下，少数可正常，偶可升高至 145 mmol/L 以上；血钾于病程初期正常或偏低，少尿、失水、酸中毒可致血钾升高，治疗后又可下降，需注意监测。

(5) 周围白细胞增多：无感染时也可达（15～30）$\times 10^9$/L，尤其以中性粒细胞增高较显著。

五、酮症酸中毒的相关护理

(1) 确定糖尿病酮症酸中毒后，应绝对卧床休息，立即配合医生进行抢救治疗。

(2) 快速建立静脉通路，遵医嘱静脉补液，开始补液速度应较快，如无心功能不全，在 2 h 内输入 1000～2000 mL，严重失水者 24 h 补液可达 6000～8000 mL。

(3) 遵医嘱应用小剂量胰岛素静脉连续滴注，开始以 0.1 U/(kg・h)短效胰岛素静脉滴注，血糖每小时下降 3.9～6.1 mmol/L(70～110 mg/dL)。密切监测血糖变化。当血糖下降至 13.9 mmol/L 时，胰岛素剂量减至 0.05～0.1 U/(kg・h)。

(4) 遵医嘱严密观察患者心率、血压、呼吸、脉搏、神志、尿量、电解质等，每 1～2 h 测血压、呼吸、脉搏一次，记录出入液量。

(5) 酮症酸中毒昏迷者，遵医嘱低流量吸氧、禁食，待患者清醒后改为糖尿病饮食。嘱其多饮水。

(6) 预防感染：做好口腔及皮肤护理，保持口腔清洁预防褥疮和继发感染。女患者注意保持外阴部清洁。

(7) 安全防护：对神志不清者，应加防护栏或约束带。

(8) 药物护理：待患者清醒后，指导其规范使用胰岛素，正确服药，切勿擅自增减药量，监测血糖变化。

(9) 情志护理：向患者或家属讲解糖尿病的相关知识，使其树立战胜疾病的信心，保持心态平和，积极配合治疗。

第三节　0级糖尿病足日常保健

一、概述

根据糖尿病足 Wagner 分级法，0 级是指有高度发生溃疡可能的高危足。患者对疼痛感觉迟钝，血管供血差，平时洗脚、剪趾甲等日常生活护理不当可引起足部溃烂、感染，严重时可有截肢风险。

二、糖尿病足患者的健康饮食

根据患者的体重、年龄及体力活动强度，计算每日总热量，合理安排餐次。指导患者有规律的进食，戒烟忌酒，避免饱餐。食物以低盐低脂为主，食盐摄入量每日小于 6 g，伴有高血压、水肿者每日食盐摄入量不超过 3 g。少食油煎、油炸及动物外皮等含油脂高的食物。少食胆固醇含量高的食物，如动物内脏类食物。多食新鲜蔬菜。

三、运动前准备

运动时间的选择：一般从吃第一口饭开始计时，饭后 1 h 左右开始运动。因为此时血糖较高，运动可以帮助降低血糖，但也需要预防低血糖的发生。每次运动时间一般以 30～60 min 为宜，包括运动前的准备时间及运动后的调整时间，逐渐增加运动量。每日较适宜的运动时间选择在早上太阳升起时、下午 5～7 点，不宜在饱餐后或饥饿时运动。

四、运动项目的选择

糖尿病患者可选择中等强度的有氧运动，运动项目包括：快走、慢跑、跳舞等，以及各种球类运动，也可选择进行家务劳动、步行、购物、打太极拳等。

五、运动时选鞋的技巧

一看：看鞋面是否柔软透气，鞋头前部空间是否充裕，鞋底柔软、厚度适宜。

二摸：选鞋时摸鞋里是否有突出的线头或接缝。

三试：糖尿病患者穿鞋既要轻松也要合脚，建议糖尿病患者穿系鞋带或撕拉扣等可以调节宽窄的鞋子。大小以脚的后跟能插入一指为宜。

四查：糖尿病患者由于足部神经病变导致感觉障碍，不能及时感知挤压和摩擦造成的疼痛。所以每次穿鞋前要检查鞋内有无异物，穿一天鞋后检查双脚是否有磨红的地方。

五时：应选择在下午时间 3～6 点买新鞋，因此时脚部会略微膨胀，时间较合适；需两只脚穿着袜子同时试穿；新鞋必须舒适，穿着时间要短，从每天 1～2 h 开始，逐渐增加穿鞋时间，每天更换。

六、选袜子的注意事项

糖尿病患者应穿宽松、吸汗、透气性好、没有补丁或接缝的棉袜，以免足部受压不均，影响血液循环。应每天更换袜子。

七、泡脚的注意事项

由于糖尿病足患者足部温度觉减弱或者丧失，容易被热水烫伤。若使用温开水泡脚，水温应在 37～40 ℃，时间为 5～10 min；若使用中药泡脚温度应在 37～40 ℃，时间为 20～30 min。泡脚前可使用水温计测量温度，自行试水温时手摸上去感觉是温的即可；温度感觉迟钝的患者也可由家人试水温。泡脚后使用白色棉质毛巾擦干（尤其是趾缝），可用润肤霜擦拭足部，防止干燥，但趾缝间不可使用。

八、泡脚后足部检查

糖尿病患者应每日检查足部，从足背到足底，特别注意趾缝间，必要时家人协助或使用镜子，触摸足背动脉是否正常。

（1）注意足部皮肤是否有水泡、擦伤、裂口，局部皮肤有无红肿，是否有胼胝或鸡眼。

（2）注意趾甲是否过长、过厚，是否有嵌甲或甲沟炎。

（3）注意趾甲颜色是否有变化，黄绿色可能为真菌感染，紫红色可能有趾甲下出血,如有异常应及时就医。

九、正确修剪趾甲

定期正确修剪趾甲。趾甲修剪过长、过短或修剪不当会导致患者在行走过程中碰伤,导致甲沟炎的发生。正确修剪方法:指甲刀横向剪,趾甲长度与趾间同一水平。若剪趾甲伤及皮肤或发现趾甲有剪裂、甲周皮肤红肿等,应立即就医。

十、修除胼胝

糖尿病患者胼胝的修除应在医护人员的指导下进行,以免损伤正常组织。修除胼胝时应先用温水将胼胝软化,每天一点一点地修除,使用砂磨,最好不用锐利器械削割,修除后表面涂润滑剂。

十一、避免两腿交叉

双腿交叉会使患者血液循环减慢,严重者会造成血液回流不畅。因腓总神经长时间受压缺血,会导致运动和感觉功能受损,加重下肢及足部缺血。

十二、避免长时间站立

因足部是下肢的末梢,供血、供氧较其他组织少,当患者血糖控制不良时,足部微循环发生障碍,供血、供氧明显减少,易增加糖尿病足发生的风险。

十三、预防外伤、烫伤和冻伤

糖尿病足由于足部神经病变,使足部感觉减退甚至消失,冬季避免使用过热的热水袋暖脚,使用电暖气取暖时,应远离热源,经常检查局部皮肤情况。不要赤脚行走。

十四、必须戒烟

长期吸烟可降低动脉内皮细胞依赖性血管扩张功能,增加血小板聚集性,增加高纤维蛋白原,从而加重糖尿病足患者动脉粥样斑块的形成,加重下肢和足部缺血,因此糖尿病患者必须戒烟。

第六章　糖尿病情志调理

第一节　糖尿病音乐疗法

糖尿病(DM)是一种常见的心身疾病,心理社会因素在糖尿病的发生、发展和转归中起着重要作用。DM患者不同程度地存在精神、思维、情感、性格等心理障碍和情志活动的异常,对疾病的治疗缺乏信心,依从性差,也不利于治疗,从而形成恶性循环。因此,在常规DM治疗的基础上进行情志调理,可以更好地提高DM患者的治疗效果。DM患者糖尿病情志调理主要包括音乐疗法和放松疗法。

一、音乐疗法的定义

音乐疗法又称为音乐治疗(music therapy),它以心理治疗的理论和方法为基础,运用音乐特有的生理、心理效应,使求治者在音乐治疗师的共同参与下,通过各种专门设计的音乐行为,经历音乐体验,达到消除心理障碍、恢复或增进心身健康的目的。音乐疗法防治疾病,是绿色疗法;它不需要打针、吃药,是安全无副作用可长期使用的疗法;它可以同时治疗人的生理疾病和心理疾病;对于某些用传统的医疗方法无法治疗或无法治愈的疾病也有一定的疗效;它集预防与治疗为一体,可有病治病,无病强身;音乐疗法是一种非常简便易行而且成本低廉的方法。

二、音乐疗法的理论基础

音乐的音律、节奏、旋律都具有高度的逻辑性,反映出客观世界运动的一些规律,可以说是一种情理兼容的艺术形式。音乐的活动中枢在大脑皮质右侧颞叶。轻松、欢快的音乐能促使人体分泌一些有益于健康的激素、酶、乙酰胆碱等活性物质,从而调节血流量和兴奋神经细胞。生理学上,当音乐振动与人体内的生理振动

(心率、心律、呼吸、血压、脉搏等)相吻合时,就会产生生理共振、共鸣。音乐还可以改善人的神经系统、心血管系统、内分泌系统和消化系统的功能。

研究表明,与正常人群相比,糖尿病患者中抑郁、焦虑的发生率明显升高。情绪活动能够对内分泌系统的调节产生影响,紧张、抑郁等负面心理因素对下丘脑以及下丘脑-垂体轴产生一定的影响,从而导致由该腺体所分泌的激素较正常情况下失去平衡。糖尿病患者处于负面情绪中时,交感神经兴奋,将直接作用于胰岛β细胞受体,使胰岛素的分泌、释放受到抑制,同时拮抗激素的水平升高,导致血糖水平随之升高。当患者处于抑郁状态时其血液中的皮质醇的浓度也大大升高,而皮质醇对葡萄糖的利用起着重要的作用,较高浓度的皮质醇可降低葡萄糖的利用,反射性的促进机体糖异生,进一步使血糖水平继续升高。因此,糖尿病患者的发病与加重往往与情绪有关。音乐疗法能降低下丘脑和内脏交感神经的紧张度,提高大脑皮质神经细胞兴奋性,改善情绪状态,消除外界应激所导致的精神紧张状态,提高应付能力,调节内分泌机制,使血糖下降。

三、音乐疗法的分类

音乐治疗糖尿病主要有3种方法:

1. 被动法

即聆听式音乐治疗。对于糖尿病患者来说,可以通过聆听众多音乐曲目,从中选择自己喜欢的乐曲反复聆听一段时间,进一步扩大喜好的音乐范围,进而起到调节患者中枢神经系统功能的作用,使之逐步协调平衡,摆脱焦虑、紧张、恐惧等负面情绪。

2. 主动法

即参与式音乐治疗。主动音乐疗法注重患者的参与,使患者在演奏、演唱中情绪高涨、心理充实而达到放松,起到治疗的效果。

3. 综合疗法

一般来说,具体施治并不局限于哪种方法的使用,主动、被动往往双管齐下。

(1) 时间的长短:音乐治疗是一个个性化的治疗,运用过程中要讲究随性。如果是被动聆听法,开始时,可以听10 min,后可以增加到20～30 min,根据个人的喜好来确定时间,每个星期听3～4次即可;如果是主动聆听法,则根据个人情况的不同,每次要唱30 min左右,以达到降低血糖、燃烧脂肪、愉悦心情的目的。

(2) 音量:播放音乐要注意控制音量,以20～40 dB为最佳,也可根据患者的舒适度、悦耳度来对音量进行调整。

(3) 乐曲的选择:在2000年前,中医的经典著作《黄帝内经》就提出了“五音疗疾”的观点。中医认为,五音,即角、徵、宫、商、羽,对应五行(木、火、土、金、水),并与人的五脏和五种情志相连。如宫调式乐曲，悠扬沉静、淳厚庄重，有如“土”般宽厚结实，可进脾；商调式乐曲，高亢悲壮、铿锵宏伟，具有“金”之特性，可进肺；角调式乐曲，朝气蓬勃，生机盎然，具有“木”之特性，可进肝；徵调式乐曲，热烈欢快、活泼轻松，具有“火”之特性，可入心；羽调式音乐，凄切哀怨，苍凉柔润，如行云流水，具有“水”之特性，可进肾。中医的“五音疗疾”就是根据5种调式音乐的特性与五脏五行的关系来选择曲目，以调和情志、调理脏腑、平衡阴阳，达到保持机体气机动态平衡、维护人体健康的目的，音乐治疗中的五音对五脏如图6.1所示。糖尿病常见的证候要点有：肝胃郁热证、脾虚胃热证、胃肠实热证、气阴两虚证等。具体应用时应该在全面分析病情的基础上，针对患者的证型、病变发生的脏腑、经络结合阴阳五行之间的相生相克关系，选择相应的音乐对患者进行治疗。当患者本人感到疲劳时，听一些节奏鲜明、激情奔放的徵调式乐曲，如《第三交响曲》《矫健的步伐》等，能振奋精神、消除疲劳。对糖尿病厌食者，可选用节奏平缓舒心动听之曲，以促进食欲，调节胃肠功能。如《花好月圆》《北国之春》等宫调式乐曲。当糖尿病患者精神不振或闷闷不乐时，可选用格调欢乐、兴奋、愉快、节奏明快活泼的曲目，如《喜洋洋》《步步高》达到舒心解郁的目的。糖尿病失眠者，建议听听中国民族乐曲《平湖秋月》或莫扎特的《摇篮曲》，如果糖尿病合并高血压、冠心病者，可选择情调悠然、节奏徐缓的古典音乐与轻音乐，如《春江花月夜》《平湖秋月》。

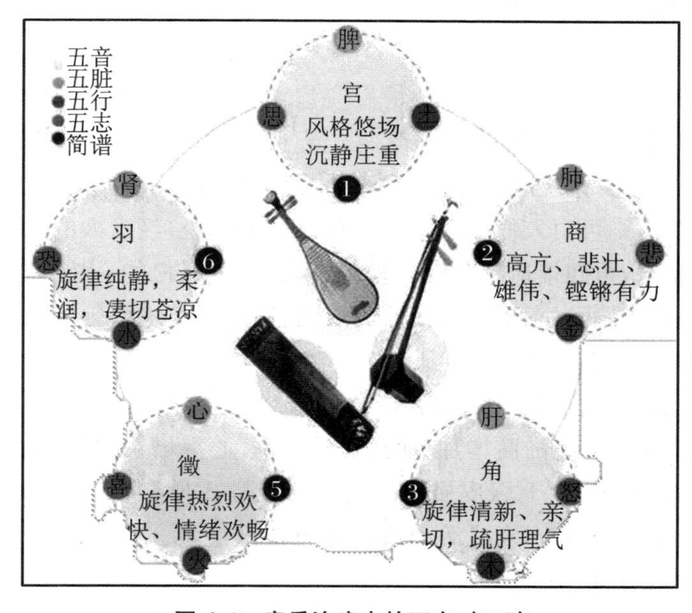

图6.1　音乐治疗中的五音对五脏

（4）音乐治疗的注意事项：音乐治疗前最好排空大小便，取自己感觉最舒适的体位。在接受音乐疗法时，患者应尽可能排除各种干扰，使身心沉浸于乐曲的意境之中。值得注意的是，并非任何悦耳的音乐都可以让患者达到平衡内分泌、改善情绪状态的疗效。

第二节 糖尿病放松疗法

一、放松疗法的定义

放松疗法也称松弛疗法、放松训练，它是按一定的练习程序，学习有意识地控制或调节自身的心理、生理活动，以达到降低机体唤醒水平，调整那些因紧张刺激而紊乱的功能。放松疗法的目的是使患者屏蔽外部刺激及外部感觉，仔细地体察机体内部刺激和内部感觉，使其他杂念退到注意的边缘或完全不被注意，从而缓解人的慢性持续性压力，使得抑郁焦虑的情绪得到改善。

二、放松疗法的理论基础

放松疗法的原理是，一个人的心情反应包含“情绪”与“躯体”两部分。假如能改变“躯体”的反应，“情绪”也会随之改变。至于躯体的反应，除了受自主神经系统控制的“内脏内分泌”系统的反应，不宜随意操纵和控制外，受随意神经系统控制的“随意肌肉”反应，则可由人们的意念来操纵。也就是说，经由人的意识可以把“随意肌肉”控制下来，再间接地把“情绪”松弛下来，建立轻松的心情状态。基于这一原理，放松疗法就是通过意识控制使肌肉放松，同时间接地松弛紧张情绪，从而达到心理轻松的状态，有利于身心健康。

糖尿病患者往往合并焦虑、紧张等负面情绪，一方面表现为交感神经活动加强，肾上腺髓质释放儿茶酚胺增加，而致血压升高、心率增快、呼吸加速、肌张力增高等；另一方面，垂体-肾上腺皮质反应促使肾上腺皮质激素（ACTH）大量分泌，ACTH 等肾上腺素皮质的分泌活动可以起直接效应，促进糖皮质激素的分泌增加，从而引起血糖升高。

放松训练运用多种放松技巧，使患者达到生理、精神和情绪的无紧张状态，消除生理和心理应激的负面影响，同时帮助患者个体以更健康的方式对待生活，改变患者对糖尿病的认知，使其保持稳定的情绪，接受治疗。

三、放松疗法的步骤和注意事项

(1) 准备工作：安排一间安静整洁、光线柔和、周围无噪音的房间，在治疗时，治疗师说话声音要低沉、轻柔、温和，让来访者舒适地靠坐在沙发或椅子上，闭上眼睛。

(2) 基本步骤：在治疗师的指导下完成：① 练习者以舒适的姿势靠在沙发或躺椅上。② 闭目，减少视觉刺激。③ 从足部开始，顺次为小腿、大腿、腹部、胸部、上肢直至头顶部，使全身肌肉完全放松。④ 鼻呼吸，要意识到自己在呼吸，当呼气时可静静默念“一”。⑤ 持续 20 min，不要焦虑，保持被动状态。

(3) 每日照此操作 2 遍，睡前做 1 遍则有利于入眠。

放松疗法的注意事项：① 第一次进行放松训练时，作为示范，治疗师也应同时做。这样可以减轻患者的羞涩感，也可以为患者提供模仿对象。事先得告诉患者，如果不明白指示语的要求，可以先观察一下治疗师的动作，再闭上眼睛继续练。② 在放松过程中，为了帮助患者体验其身体感受，治疗师可以在步与步的间隔时，指示患者，如“注意放松状态的沉重、温暖和轻松的感觉”，“感到你身上的肌肉放松”，“注意肌肉放松时与紧张的感觉差异”等。

四、瑜伽与糖尿病

“瑜伽”这个词，是从印度梵语“yuj”而来，读音一致，含意为“一致、结合、和谐”。瑜伽是一个通过提升意识，帮助人们充分发挥潜能的哲学体系及其指导下的运动体系。瑜伽姿势是一个运用古老而易于掌握的方法，提高人们生理、心理、情感和精神方面的能力，是一种达到身体、心灵与精神和谐统一的运动形式。瑜伽是一种非常古老的能量知识修炼方法，集哲学、科学和艺术于一身。瑜伽的基础建筑在古印度哲学上，数千年来，心理、生理和精神上的戒律已经成为印度文化中的一个重要组成部分。

近年来，瑜伽风靡全球，受到社会各界的推崇。瑜伽集医学、科学、哲学之大成，是一门内容广泛的科学，它可以提高人们生理、心理、情感和精神方面的能力，是一种达到身体、心灵与精神和谐统一的运动形式。对于糖尿病患者来说，练习瑜伽不但可以调节血糖，还可以促进身心愉悦，也是一种很好的放松疗法，如图 6.2 所示。糖尿病患者朋友们可以采取弯曲胰脏后面的脊背等瑜伽运动方式，以此达到平衡内分泌系统的效果，我们推荐理想的瑜伽类别是七色脉轮瑜伽，简称七色瑜伽。七色瑜伽是把瑜伽和色彩疗法紧密结合，针对人体的七个部位和腺体单独练习，能起到平衡血糖、改善亚健康、提升情商的作用。对于中老年糖尿病患者，需要多做一些可以刺激胰腺的体位运动，比如七色瑜伽中的猫式、蝗虫式、弓式等。七色瑜伽的练习，能够针对身体的七个主要腺体：脑垂体、松果体、甲状腺、胸腺、胰腺、肾上腺、生殖腺分别进行练习，帮助恢复和保持这些腺体的正常功能，恢复内分泌平衡，预防身心疾病的发生。轮穴对应的七种色彩和腺体：根轮对应红色和生殖腺；腹轮对应橙色和肾上腺；脐轮对应黄色和胰腺；心轮对应绿色和胸腺；喉轮对应蓝色和甲状腺；额轮对应青色和脑垂体；顶轮对应紫色和松果体。下面介绍的七色瑜伽中的脐轮练习，能帮助直接刺激改善脐轮——胰腺功能，调整胰岛素分泌，坚持练习有预防改善糖尿病症状的效果。脐轮涉及的身体器官：上腹部、肝、胆、中央脊柱、脾、胰脏、肾上腺、小肠、胃肠的上部、神经系统、皮肤、脊椎中段。脐轮堵塞可能造成的身体功能障碍：胃溃疡、肠的肿瘤、糖尿病、胰脏炎、消化不良、厌食/食欲过盛、肝炎、肝硬化、肾上腺问题、关节炎、大肠与结肠疾病。

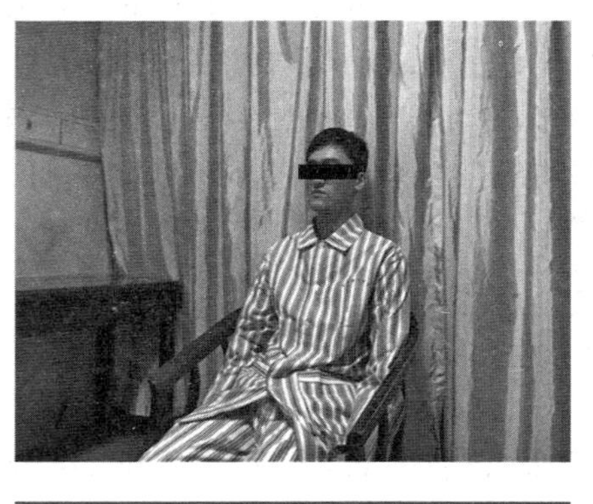

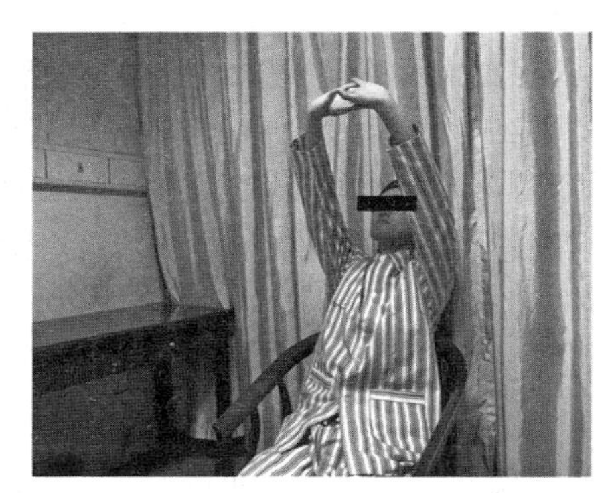

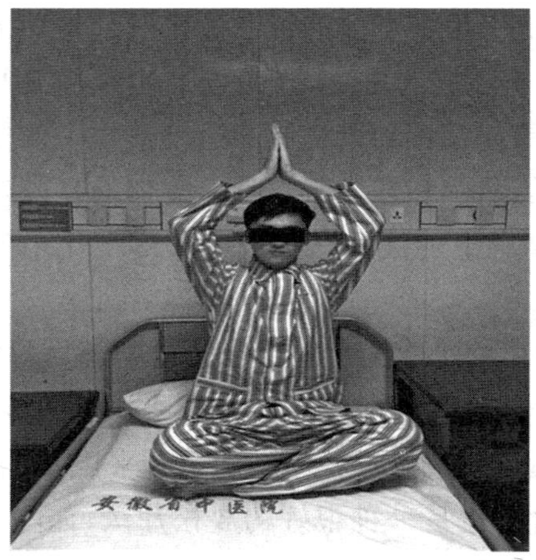

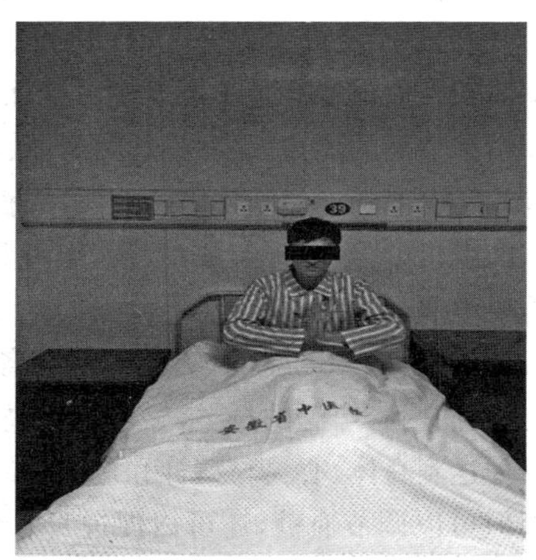

图 6.2 糖尿病患者在病房练习瑜伽

研究表明，放松训练可以有效改善糖尿病患者的抑郁焦虑情绪，改善胰岛素抵抗。朱熊兆等人发现，进行放松训练的2型糖尿病患者体内细胞因子水平发生显著改变，有利于2型糖尿病及其并发症的防治。赵莉等人的研究更是证明，放松疗法可以有效延缓糖尿病视网膜病变的进程。

第七章　糖尿病健康教育模式及中医特色健康教育路径

第一节　糖尿病健康教育模式

糖尿病作为一种终身性疾病，呈现逐年上升的发病趋势。该病发生、发展及转归与家族遗传、感染、生活方式与饮食习惯、精神刺激、心理因素等均不无关系，2型糖尿病是临床最常见、最多发的慢性终身代谢性疾病，是遗传因素和环境因素相互作用所引起的异常代谢综合征。我国20岁以上成年人的DM患病率为9.7%，DM总数已达9240万，现代医学证明，许多疾病与人们的不良习惯有密切关系，要治疗这些疾病，最根本的方法不只是靠药物，而是靠健康教育和护理干预来改变患者的不健康行为，Joslin也指出，糖尿病教育不仅是治疗的一部分，它本身就是一种治疗。糖尿病健康教育是一项重要举措，具有投入少、收效大的特点。1996年，国际糖尿病联盟(IDF)将糖尿病健康教育列入糖尿病五项基本治疗措施之一，充分体现了糖尿病健康教育的重要性。糖尿病健康教育是控制病情的重要治疗措施之一，被认为是治疗成败的关键。糖尿病教育(diabetes education)特指针对糖尿病患者的健康教育，是教给糖尿病患者有关自我护理、控制急慢性并发症的知识与技能，以及如何改变生活方式，有效地控制糖尿病的过程。

一、糖尿病健康教育现状

尽管糖尿病患者教育问题开始受到重视，但遗憾的是，即使是在发达国家，也有2/3的患者得不到有效管理。在发展中国家，糖尿病控制状况更不容乐观，据我国2003年、2004年、2006年大中城市门诊的调查表明，仅有1/4的糖尿病患者糖化血红蛋白达标(HbA1c<6.5%)，更为严重的是我国60.7%的糖尿病患者无法及早进行有效的治疗和教育。经研究发现，糖尿病患者确诊后实施健康教育是糖

尿病护理的重要部分，对糖尿病患者采取强化教育项目是必要的。国外研究认为，个人发展为糖尿病患者后，立即采取相应的生活方式干预是最具成本效益的方法。对糖尿病患者实施经济有效的生活方式干预也符合我国国情，已成为国内研究的热点。

二、糖尿病健康教育模式分类

（一）典型的健康教育模式分类

1. 计划性健康教育模式

各个科室根据本科室的特点制定出不同病种患者的标准健康教育内容，由责任护士根据标准健康教育内容对患者实施健康教育。可采用分段教育法：入院初期教育、住院初期教育、出院健康指导。教育方法有个体宣教、集体上课。

2. 护理程序式健康教育模式

健康教育是一种有计划、有目的、有系统评价的教育活动，其核心是通过卫生知识的传播和行为干预，达到改变人们的不健康行为、提高人们的健康水平的目的。运用护理程序式健康教育模式，即护士健康教育前评估分析每个患者，制订教育计划，实施计划，家属配合，评价效果。

3. 焦点解决模式

焦点解决模式是一种以寻找解决问题方法为核心的短程心理干预模式，是目前国际上应用较广泛的临床干预模式之一，可促进患者思维、情感和行为方式的改变，提高治疗依从性。焦点解决模式是一种目前国际上应用广泛的临床心理治疗模式，其既注重问题的解决，又注重可利用资源的有效利用，可有效防止相似问题的再次出现，该模式已广泛应用于慢性病自我管理、精神障碍性疾病心理辅导和健康教育等领域。

4. "基于问题的学习"模式

"基于问题的学习"模式是把学习置于复杂的、有意义的、真实的问题情境中，通过让学生在问题情境中用相关的知识技能来合作解决问题的方式来形成解决问题的能力，并发展自主学习能力的一种新的教学模式，有独特、优良的教学价值。

5. 糖尿病全程健康教育模式

全程健康教育模式是一种全程 24 h 对患者进行严密护理的模式，护理过程中向患者进行糖尿病健康知识宣教，指导患者控制自身病情，树立患者积极面对疾病和战胜疾病的意识，以使患者的病情得到有效控制，同时改善患者的生活质量。

6. 健康信念模式

健康信念模式是由美国的一些心理学家提出的，用以解释为何一些人拒绝采取一些有利于健康的行为，如戒烟、参加疾病普查等，日渐成为一个解释健康行为应用相当广泛的模式。健康信念模式遵照认知理论原则，强调个体的主观心理过程，即期望、思维、推理、信念等对行为的主导作用。健康信念模式主要用于评价和解释患者在疾病状态下采取保护健康行为的动机和能力的心理行为。

7. 跨理论模式

跨理论模型是一个有目的的行为改变的模型，它把重点集中在行为改变方面的个体的决策能力上。它根据人们行为改变的意愿，将行为改变过程分为前意向阶段、意向阶段、准备阶段、行动及维持阶段。对所处不同阶段的个体应采取不同的行为转换策略，促使其向行动和保持阶段转换授权教育模式。

8. 授权教育模式

授权教育模式是以患者为中心，医护人员与患者是合作的关系，患者自己决定需要解决的问题和学习内容，并在专业人员的帮助下制定目标和具体计划，患者的行为改变是自发激发的。

（二）根据健康教育实施的地点分类

1. 以医院为中心的DM健康教育

医院是健康教育较为优势的场所。首先是针对性强；其次医院具有高技术优势，医务人员开展健康教育最有影响、最为权威；再次患者相对集中，尤其住院患者有足够的时间参与健康教育计划。

2. 以社区为中心的DM健康教育

社区卫生服务机构服务范围相对较小，与患者接触时间多，社区医生与患者能够及时进行信息交流，便于社区开展DM健康干预工作。

3. 以家庭为中心的DM健康教育

家庭健康教育越来越受关注，现在比较有效的家庭健康教育模式主要有：家庭访视、家庭干预、家庭护理干预等。医护人员可带队到患者家中对其进行健康教育，这让一些不知道自己病情，不愿意接受自己患病的事实，不愿意就医，不知道正确的治疗、用药和从医院治疗回到家中之后不能正确护理自身的患者，了解该病的严重性和正确护理的重要性，治疗时更是给一些家庭节省了不少的开支。而且家庭教育模式还比较重视对家庭成员的健康教育，并且随时与患者或患者家属保持电话、短信、邮件等联系。

4. 以个人为中心的健康教育模式

2017年，中国2型糖尿病防治指南明确列出具有循证A类证据的糖尿病自我管理教育"应以患者为中心，尊重和响应患者的个人爱好、需求和价值观，并以此来指导临床决策"。临床研究表明，糖尿病患者的达标率及治疗依从性低，造成血糖波动。而造成这些的原因就是自我管理意识薄弱。个体化的健康教育以人为本，充分考虑到人的个体差异及主观能动性，通过不同的个体教育方式，使患者了解糖尿病基本知识，认识其治疗的长期性和重要性，可以充分调动患者的主观能动性，提高其对疾病的认识水平和自我监护能力，促进患者积极配合治疗，减少血糖波动，预防和缓解急慢性并发症的发生，促进患者康复，提高患者的生活质量。

（三）新型糖尿病健康教育模式

1. 糖尿病护理专科门诊的设立

糖尿病护理专科门诊是门诊 DM 患者健康教育的固定地点，为提高门诊 DM 患者遵医行为和自我管理能力而开展工作。其特点是循序渐进、个性化、参与性强、人文化。

2. 设立糖尿病患者教育课堂

糖尿病患者教育课堂固定场所、固定时间，循环宣传 DM 健康教育内容，对住院患者、门诊患者及社会各界人士开放，由 DM 专科护士负责管理，DM 专业治疗和教育团队成员授课，患者教育形式多种多样，寓教于乐。

3. 病友支持团队

病友支持团队是从班杜拉的社会认知理论及同伴教育理论得到启发的，建立在 DM 专科护士领导下的"病友支持团队"，旨在发挥和利用社会资源管理庞大的 DM 人群，在初诊 T2DM 患者生活方式改变中能起到模范及促进作用，有效提高初诊 T2DM 患者的自我管理能力。

4. PDCA 循环引导下的全程饮食干预模式

PDCA 是按照计划（plan）、实施（do）、检查（check）、处理（action）的顺序进行质量管理，每次循环都将起点提高到一个新的水平并且循环不止地进行下去的科学程序。全程饮食干预模式是参照整体护理的 PIO 护理书写模式，PIO 即问题（problem）、措施（intervention）、评价（outcome），护士评估患者在家的饮食现状，根据收集到的资料，与患者共同找出饮食问题，实施护理措施，及时给予护理评价。

5. 远程血糖监测系统联合床旁 DM 患者教育模式

远程血糖监测系统联合床旁 DM 患者教育管理模式（以下简称"远程 DM 管理系统"）是指院内局域互联网住院患者管理平台与血糖监测数据管理系统，使院内任何一个科室的患者都能及时地接受 DM 医生和护士的远程系统管理，包括治疗方案制定及 DM 教育。该管理系统通过对患者主动、连续的个性化服务与管理，实现了院内"非内分泌科-内分泌科"无缝隙疾病管理。

6. 糖尿病看图对话

糖尿病看图对话是由国际糖尿病联盟(IDF)发起的新型互动式健康教育工具。其于2008年在英国发起,目前已被翻译成25种语言在40多个国家得到推广与应用,成为全球深受欢迎的糖尿病教育模式,具有医患共同参与、同伴分享教育、自我导向学习3个特点,让糖尿病患者在轻松愉快的交流过程中掌握糖尿病知识,改变行为态度,进行自我管理。

(四) 中医药特色健康教育模式

祖国医学的精髓是辨证论治。已有研究证明,中医健康教育根据不同证型提供糖尿病患者食疗保健康复知识,能改善症状,增强患者对中医干预方法的信心。

三、糖尿病健康教育模式发展展望

随着糖尿病健康教育的应用发展,从知识传授式教育转变为注重行为改变,从依从性增加到强调自我管理的重要性,从被动型接受到主动性参与,教育者的角色从权威的指导者转变为平等的合作者。以教育者为中心转变为以患者为中心,但最好的健康教育模式应该是根据患者的不同状况而采取最适合的健康教育模式,因人而异,充分发挥着价廉物美的治疗手段,造福糖尿病患者。

糖尿病健康教育模式研究发展有不同形式,如三级医院的糖尿病教育中心发展的教育项目到结构化治疗与教育项目(DTTP),结构化小组教育项目,以护士为主导的电话指导教育,以社区健康工作者为主导的以社区为基础的持续性糖尿病教育与自我管理项目,还有专门的儿童饮食控制教育项目,糖尿病教育与持续自我管理项目(DESMOND),以患者为中心(患者、医师及糖尿病专科护士组成)的教育研究等。作为糖尿病治疗的重要组成部分,糖尿病健康教育模式已在临床开展,但其成本效果尚无定论研究,同时DM教育是一个持久反复的过程,必须持之以恒。把握理论依据,不断地提高护士的整体素质,改变服务理念,加强DM知识的更新,总结分析护理干预的经验及存在问题,建立更加实用的护理干预模式,从而有效地控制患者的血糖,延缓疾病的进展,减少并发症的发生,提高患者的生存质量。相信随着国内外先进教育理论的引入、教育者认证资格制度的完善和医务工作者们的不断实践摸索,我国的糖尿病教育会更易被患者接受,更加适应临床,效果也将更加显著。

第二节　糖尿病中医特色健康教育路径

糖尿病中医特色健康教育路径表如表 7.1 所示。

表 7.1　糖尿病中医特色健康教育路径

床号：　　　　姓名：　　　　性别：　　　　年龄：　　　　住院号：
住院日期：________年____月____日　　出院日期：________年____月____日

教育时间	入院 1～2 d	入院 3～4 d	入院 5～10 d	入院 10 d 后
教育内容	□ 入院宣教、入院评估 □ 介绍各项检查前注意事项	□ 辨证施膳指导 □ 用药指导(西药、中药)	□ 运动康复指导 □ 情志调适指导 □ 穴位按摩指导	□ 未掌握者再教育 □ 交代出院后注意事项及保健康复措施 □ 指导出院带药服用方法
教育者	□ 当班护士签名：	□ 责任护士签名：	□ 责任护士签名：	□ 责任护士签名： □ 当班护士签名：
教育对象	□患者 □患者家属	□患者 □患者家属	□患者 □患者家属	□患者 □患者家属
效果评价	□掌握 □部分掌握 □未掌握	□掌握 □部分掌握 □未掌握	□掌握 □部分掌握 □未掌握	□掌握 □部分掌握 □未掌握
备注	辨证施膳指导：饮食原则、吃什么、吃多少、食疗方 运动康复指导：运动方式、时间、强度、注意事项 用药指导：药物名称、作用、服用方法、注意事项、不良反应等 情志调适：倾听、鼓励说出顾虑、介绍成功病例、帮助解除顾虑 穴位按摩：视物模糊(睛明、四白、丝竹空)，肢体麻木、疼痛、肢冷(足三里、阳陵泉、三阴交、涌泉穴)			
	患者签名：		特殊检查治疗项目名称： 教育者签名及日期：	

第八章　糖尿病护理关键技术

第一节　口服降糖给药技术

一、双胍类降糖药

主要包括二甲双胍、苯乙双胍等、用药时间：餐中或餐后服用。

1．作用机制

（1）增加肌肉对葡萄糖的摄取利用及促进肌肉内葡萄糖的无氧酵解。

（2）抑制糖异生及减少肝糖输出。

（3）抑制葡萄糖从肠道的吸收。

（4）改善外周胰岛素抵抗，增加胰岛素敏感性。

2．适应证

（1）用于体型偏胖或肥胖的2型糖尿病患者。

（2）胰岛素治疗的2型糖尿病患者，如无禁忌证，可联用双胍类药物；尤其是胰岛素用量较大、有胰岛素抵抗者。

（3）单用磺脲类药物血糖控制不理想者，可联用双胍类。

（4）糖耐量减低者，在生活方式的干预下，为防止和延缓其发展为糖尿病患者，可选用二甲双胍。

（5）在欧美国家，二甲双胍也适用于10岁及以上的2型糖尿病患儿，可使用的最大剂量推荐为每天2000 mg。

3．禁忌证

（1）肾功能不全、严重肝功能损害者或伴有心、脑、眼底等并发症者不宜使用。

（2）处于低氧状态者，如慢性心功能不全、周围血管病变等。

（3）中重度贫血慎用或不用。

(4) 酗酒者。

(5) 既往有乳酸性酸中毒病史者。

(6) 近期有上消化道出血者。

(7) 当天使用造影剂者。

(8) 1 型糖尿病伴有酮症者。

4．注意事项

(1) 二甲双胍的主要不良反应有胃肠道反应，如恶心、呕吐、腹痛、腹胀等。

(2) 二甲双胍的疗效与体重无关。

二、磺脲类药物

主要包括格列齐特、格列美脲、格列吡嗪等，属于胰岛素促泌剂。用药时间：餐前 30 min 服用。

1．作用机制

(1) 刺激胰岛 β 细胞释放胰岛素。

(2) 增加体内胰岛素水平而发挥作用。

(3) 减少肝糖原异生和分解。

(4) 减少靶细胞对胰岛素的抵抗。

2．适应证

(1) 经饮食、运动效果不理想，2 型非肥胖型糖尿病。

(2) 2 型糖尿病在饮食控制非常严格的情况下也可使用，一般应联合双胍类降糖药。

(3) 胰岛素剂量每天少于 30U 者。

(4) 使用胰岛素治疗但对胰岛素不敏感的糖尿病患者。

3．禁忌证

(1) 对本品过敏者不宜使用。

(2) 1 型糖尿病患者。

(3) 低血糖者。

(4) 严重肝肾功能不全者。

(5) 糖尿病患者妊娠期间或妊娠糖尿病。

(6) 哺乳期的糖尿病患者。

(7) 出现急性并发症，如急性心梗、脑血管意外、糖尿病酮症，同时使用糖皮质激素者不宜使用。

4. 注意事项

(1) 常见不良反应有恶心、食欲减退、腹胀等。

(2) 皮肤过敏反应。

(3) 血液系统反应。

三、α-糖苷酶抑制剂

包括阿卡波糖、伏格列波糖等。与第一口食物一起咀嚼服用。

1. 作用机制

作用于小肠上部,通过抑制碳水化合物在肠道的吸收和分解而降低餐后血糖。

2. 适应证

(1) 降低糖耐量减低者的餐后血糖。

(2) 使用双胍类、磺脲类、胰岛素增敏剂或胰岛素血糖控制不理想或无效者,可联合使用。

(3) 以碳水化合物为主食并且餐后血糖较高的患者。

3. 禁忌证

(1) 慢性肠道疾病或消化不良者。

(2) 肝功能异常者。

(3) 肾功能损害者。

(4) 18 岁以下儿童。

(5) 酗酒者。

(6) 有严重造血功能障碍者。

4. 注意事项

(1) 常见不良反应有腹胀、排气增多等。

(2) 单独使用不会引起低血糖。如较大量使用会出现低血糖,首选单糖食物,如葡萄糖。

四、格列奈类降糖药

主要包括瑞格列奈(诺和龙)、那格列奈(糖力)等。通常于餐前 15～30 min 服用。

1. 作用机制

非磺脲类胰岛素促泌剂,通过刺激胰岛素的早期时相分泌而降低餐后血糖。

2．适应证

适用于尚有适当β细胞功能的2型糖尿病患者。

3．禁忌证

(1) 严重肾功能损害者慎用。

(2) 忌用于1型糖尿病、哺乳期妇女及12岁以下儿童。

(3) 过敏者忌用。

4．注意事项

用于经饮食控制、降低体重及运动锻炼不能有效控制高血糖的2型糖尿病患者。

五、噻唑烷二酮类

主要包括盐酸吡格列酮、马来酸罗格列酮。用药时间：可餐前、餐中或餐后服用。

1．作用机制

为胰岛素增敏剂，增强外周组织对胰岛素的敏感性、改善胰岛素抵抗而降低血糖，并能改善与胰岛素抵抗有关的多种心血管危险因素。

2．适应证

改善胰岛素抵抗而并不提供或增加血中胰岛素，适用于胰岛素相对不足的2型糖尿病患者。

3．禁忌证

(1) 不适用于1型糖尿病或酮症酸中毒的患者。

(2) 不适用于有严重心功能不全的患者。

(3) 不适用于肝功能异常者。

(4) 妊娠期和哺乳期妇女应避免使用。

(5) 骨折患者慎用。

4．注意事项

(1) 使用前应确定是否有胰岛素抵抗的存在。

(2) 18岁以下儿童不推荐使用。

(3) 有肾损害者禁忌与二甲双胍联用。

(4) 可引起液体潴留，使血容量增加，产生水肿。

六、二肽基肽酶-IV(DPP-4)抑制剂

1. 作用机制

抑制 DPP-4 的活性，减少 GLP-1 在体内的失活，增加内源性 GLP-1 水平。GLP-1 通过增强胰岛素分泌、抑制胰高血糖素分泌等多种途径达到降血糖的效果。具有增加胰岛素分泌，降低胰高血糖素水平，减轻饥饿感。同时对胰岛 β 细胞的缺陷具有修复功能。用药时间不受进餐影响。

2. 适应证

用于改善 2 型糖尿病患者的血糖控制及血糖控制不好且经常低血糖的患者。

3. 禁忌证

(1) 对本品过敏者禁用。

(2) 儿童及孕妇:18 岁以下儿童禁用;此类药物对孕妇和胎儿的安全性尚未确定,因此孕妇和哺乳期妇女禁用。

4. 注意事项

(1) 该类药物不用于 1 型糖尿病患者或治疗糖尿病酮症酸中毒。

(2) 肾功能监测:该药可通过肾脏排泄,目前不建议用于中、重度肾功能不全的糖尿病患者。

(3) 肝功能损伤患者,包括开始给药前 ALT 或 AST>正常值上限 3 倍的患者不能使用。

第二节　糖尿病药物注射技术

一、概述

糖尿病皮下注射药物包括胰岛素和胰高血糖素样受体激动剂两种类型。

1. 胰岛素

胰岛素治疗是控制高血糖的重要手段,是胰岛 β 细胞分泌的一种主要降血糖的肽类激素。

2. 胰高血糖素样受体激动剂(GLP-1 受体激动剂)

GLP-1 受体激动剂通过激动 GLP-1 受体而发挥降低血糖的作用。GLP-1 受

体激动剂以葡萄糖浓度依赖的方式增强胰岛素分泌，抑制胰高血糖素分泌，并能延缓胃排空，通过中枢性的食欲抑制来减少进食量。GLP-1 受体激动剂可有效降低血糖，并有显著降低体重和改善 TG、血压和体重的作用。单独使用 CLP-1 受体激动剂不会明显增加低血糖发生的风险。GLP-1 受体激动剂的常见副作用为胃肠道症状，如恶心、呕吐等，主要见于初始治疗时，不良反应可随治疗时间延长逐渐减轻。目前国内上市的 GLP-1 受体激动剂为艾塞那肽和利拉鲁肽，均需皮下注射。常见规格：① 5 μg 剂量刻度注射笔：0.25 mg/mL，1.2 mL/支，单次注射药量 5 μg，内含 60 次注射的药量。② 10 μg 剂量刻度注射笔：0.25 mg/mL，2.4 mL/支，单次注射药量 10 μg，内含 60 次注射的药量。用法：皮下注射部位同胰岛素，每日注射 2 次，在早餐前和晚餐前 60 min 内（或每天的 2 顿主餐前；给药间隔大约 6 h 或更长）。不应在餐后注射本品。

二、意义

胰岛素治疗是实现良好血糖控制的重要手段之一。帮助糖尿病患者掌握糖尿病药物注射技术对控制高血糖并降低糖尿病并发症的发生风险起着至关重要的作用。

三、胰岛素的作用及原理

（1）促进糖原合成。

（2）促进葡萄糖利用。

（3）抑制糖异生。

（4）抑制脂肪及肌肉中脂肪和蛋白质的分解，抑制酮体的生成并促进周围组织对酮体的利用。

（5）促使极低密度脂蛋白的分解。

四、胰岛素分类

根据来源和化学结构的不同，胰岛素可分为动物胰岛素、人胰岛素和胰岛素类似物。

根据药物动力学的特点，临床上胰岛素制剂可被分为超短效（速效）胰岛素类似物、短效（常规）胰岛素、中效胰岛素、长效胰岛素制剂（包括长效胰岛素和长效胰岛素类似物）和预混胰岛素制剂（包括预混胰岛素和预混胰岛素类似物）。各胰岛素的作用时间如表 8.1 所示，临床常用胰岛素如表 8.2 所示。

表 8.1　胰岛素的作用时间

胰岛素制剂	起效时间	峰值时间	作用时间	给药时间
超短效胰岛素	10～15 min	1～1.5 h	4～5 h	餐前立即注射
短效胰岛素	30 min	1.5～2.5 h	5～8 h	餐前 0.5 h
中效胰岛素	1.5 h	4～12 h	18～26 h	餐前 0.5 h
预混胰岛素	30 min	2～8 h	最长 24 h	餐前 0.5 h
预混胰岛素类似物	15 min	1.5～3 h	16～24 h	餐前立即注射
长效胰岛素	3～4 h	8～10 h	28～36 h	餐前 1 h
长效胰岛素类似物	2～3 h	无明显峰值	24 h	餐前定时

表 8.2　临床常用胰岛素

作用特点	胰岛素类型	通用名	商品名	公司
超短效	胰岛素类似物	门冬胰岛素注射液	诺和锐	诺和诺德
		赖脯胰岛素	优泌乐	礼来
		赖脯胰岛素	速秀霖	甘李药业
		谷赖胰岛素	艾倍得	赛诺菲
短效	动物源胰岛素	胰岛素注射液	万苏林 R	万邦医药
	基因重组人胰岛素	生物合成人胰岛素	诺和灵 R	诺和诺德
		重组人胰岛素注射液	优思灵 R	联邦制药
		基因重组人胰岛素	优泌林 R	礼来
		重组人胰岛素注射液	重和林 R	BIOTON. S. A.
		常规重组人胰岛素注射液	甘舒霖 R	通化东宝
中效	动物源胰岛素	低精蛋白锌胰岛素注射液	万苏林	万邦医药
		低精蛋白生物合成(重组)人胰岛素	诺和灵 N	诺和诺德
	人胰岛素	精蛋白锌重组人胰岛素	优泌林 N	礼来
		低精蛋白重组人胰岛素注射液	甘舒霖 N	通化东宝
		精蛋白重组人胰岛素注射液	优思灵 N	联邦制药
长效	动物源胰岛素	精蛋白锌胰岛素注射液		万邦医药
	胰岛素类似物	甘精胰岛素	来得时	赛诺菲
		甘精胰岛素	长秀霖	甘李药业
		地特胰岛素	诺和平	诺和诺德
预混	动物源胰岛素	精蛋白锌胰岛素注射液(30R)	万苏林 30R	万苏林 30R
	人胰岛素	重组人胰岛素预混	诺和灵 30R	诺和诺德
			诺和灵 50R	诺和诺德
		预混精蛋白锌重组人胰岛素	优泌林 70/30	礼来

续表

作用特点	胰岛素类型	通用名	商品名	公司
预混	人胰岛素	精蛋白重组人胰岛素注射液(预混 30/70)	重和林 M30	BIOTON S. A.
		30/70 混合重组人胰岛素注射液	甘舒霖 30R	通化东宝
		50/50 混合重组人胰岛素注射液	甘舒霖 50R	通化东宝
		精蛋白重组人胰岛素混合注射液(30/70)	优思灵 30R	联邦制药
		精蛋白重组人胰岛素混合注射液(50/50)	优思灵 50R	联邦制药
	胰岛素类似物	门冬胰岛素(30)	诺和锐 30	诺和诺德
		预混精蛋白锌重组赖脯胰岛素(25)	优泌乐 25	礼来
		预混精蛋白锌重组赖脯胰岛素(50)	优泌乐 50	礼来

五、适应证

(1) 1 型糖尿病患者自发病时就需要胰岛素治疗,且需要终身治疗。

(2) 2 型糖尿病合并严重慢性并发症,如糖尿病肾病、糖尿病足等。

(3) 妊娠期或哺乳期。

(4) 围手术期。

(5) 糖尿病急性并发症或应激状态,如酮症酸中毒、严重感染等。

(6) 合并其他一些严重疾病,如脑血管疾病、肝病、冠心病等。

(7) 2 型糖尿病中营养不良,显著消瘦者。

六、禁忌证

对胰岛素过敏、严重皮肤疾病者,神志不清或精神障碍者。

七、胰岛素的保存

(1) 未开封的瓶装胰岛素或胰岛素笔芯应储藏在 2~8 ℃的环境中,应放置在冰箱的冷藏室内距离内壁 2～3 cm 处且勿靠近冰箱门，可保存直到包装盒上打印的保存期限为止，切勿冷冻。

(2) 已开封的瓶装胰岛素或胰岛素笔芯可在室温下(不超过 25 ℃)保存，保存期为开启后 1 个月内，且不能超过保质期。避免受热或阳光照射，防止震荡。

(3) 旅行出差时胰岛素应随身携带，不要放在旅行袋等行李中，更不能放在托运的行李中。如果旅行不超过 1 个月，也可不放于冰箱，但应避免药瓶处于阳光、震动或高温、温度过低等环境下，不要和冰块直接接触保存。旅途中可用带冰块的保温袋保存，住在有条件提供冰箱的旅店时，建议储存在冰箱内。

八、规范胰岛素注射

(1) 根据可操作性、神经及主要血管之间的距离、皮下组织的状况等，人体适合注射胰岛素的部位是腹部、大腿外侧、上臂外侧和臀部外上侧。腹部边界如下：耻骨联合以上约 1 cm，最低肋缘以下约 1 cm，脐周 2.5 cm 以外的双侧腹部；双侧大腿前外侧的上 1/3；双侧臀部外上侧；上臂外侧的中 1/3。这主要是因为这些部位下面都有一层可吸收胰岛素的皮下脂肪组织而且没有较多的神经分布，注射时不舒适的感觉相对较少。

(2) 短效胰岛素理想的注射部位：腹部。

① 超短效胰岛素类似物可以注射在任何部位，但不应肌肉注射此类药物。

② 中长效胰岛素(例如睡前注射的中长效胰岛素)或长效胰岛素类似物理想的注射部位：大腿、臀部。

③ 预混人胰岛素或预混胰岛素类似物理想的注射部位：(早餐前)腹部，(晚餐前)大腿或臀部。

GLP-1 受体激动剂在各注射部位，其药代动力学未见部位特异性，因此可以在任何常规注射部位进行注射。

(3) 注射部位的轮换：左右轮换，左边一周，右边一周。也可左边一次，右边一次。每次注射时离上次注射点之间距离至少间隔 1 cm，1 个月内避免使用同一个注射点。

(4) 胰岛素注射的注意事项。

① 用 75%酒精消毒局部皮肤，禁用碘酊消毒(因碘与胰岛素的相互作用会降低胰岛素的效果；碘是氧化剂，易产生较强的氧化作用)。

② 短效胰岛素注射后 15～30 min 内必须进食，速效胰岛素注射后 5～10 min 内必须进食，以免发生低血糖。

③ 如药液储存在冰箱内，冬季应在使用前 1 h 内从冰箱内取出置于室温环境

下，夏季应在使用前 0.5 h 内从冰箱内取出并放在室温下。

④ 每次注射之前都应将针头朝上，排尽空气。

⑤ 使用较短的针头前(4 mm 或 5 mm)，大部分患者无需捏起皮肤，可 90°垂直进针。但有些仍需捏皮注射，尤其是较为消瘦的孩子。使用较长的针头(长度≥8 mm)时，需要捏皮或进针与皮肤呈 45°进行注射。注射时应避免按压皮肤出现凹陷，以防止针头刺入过深而达到肌肉组织。

⑥ 注射完毕后应将针头取下，以免温度变化造成药液外溢或空气进入胰岛素笔中，使胰岛素成分发生变化。

⑦ 将注射用笔或针头放入专用容器中再丢弃。如没有专用容器，应放置在加盖的硬壳容器等不会被针头刺穿的容器中。

九、胰岛素注射后的不良反应

1. 低血糖

患者应随身携带糖果、甜点等食品，便于低血糖时进行自我救治。

2. 水肿

多见于首次使用胰岛素治疗的患者，尤其是剂量较大时，一部分患者注射后可表现为下肢凹陷性水肿。轻度水肿一般无特殊处理。严重水肿者可用少量利尿剂。

3. 皮下脂肪萎缩、皮下脂肪增生

多见于注射部位更换不及时，应经常更换注射部位或使用高纯度的胰岛素以防止发生皮下脂肪萎缩、皮下脂肪增生。

4. 过敏反应

局部过敏者皮肤瘙痒或周围出现斑丘疹；全身过敏者可引起荨麻疹，极少数严重者可出现过敏性休克。

5. 眼屈光不正

胰岛素治疗后血糖迅速下降，引起眼晶状体、玻璃体渗透压改变，晶状体内的水分外溢而视物模糊，屈光率下降，一般 2～4 周自愈。

6. 体重增加

促进合成代谢，抑制分解代谢；也有的患者害怕发生低血糖，因此进食过多的碳水化合物来预防，亦会增加体重。

7. 胰岛素耐药

在没有酮症酸中毒的情况下，每日胰岛素用量超过 200 单位。

十、糖尿病药物注射方法

1. 胰岛素注射笔注射方法

(1) 洗手。

(2) 未开封的瓶装胰岛素或胰岛素笔芯应提前取出,在室温下回暖。

(3) 核对胰岛素和笔芯:包括核对胰岛素剂型;检查笔芯有无破损或漏液,检查笔芯中的药液性状,并确认在有效期内;确保胰岛素笔内有足够的胰岛素量。注射预混胰岛素前,为保证剩余的胰岛素能被充分混匀,应确保胰岛素笔中的预混胰岛素大于 12 U。若不足,应及时更换新笔芯。

(4) 安装胰岛素笔芯:胰岛素笔与胰岛素笔芯必须匹配,具体操作步骤参照各胰岛素厂家说明书。① 旋开笔帽,拧开笔芯架。② 将笔芯装入笔芯架,拧紧。③ 装上笔用针头,备用活塞杆复位。

(5) 将胰岛素充分混匀:在使用云雾状胰岛素(NPH 和预混胰岛素)之前,应将胰岛素充分混匀。将胰岛素笔平放在手心中,水平滚 10 次,然后用双手夹住胰岛素笔,通过肘关节和前臂的上下摆动,上下翻 10 次,使瓶内药液充分混匀,直至胰岛素转变成均匀的云雾状白色液体。

(6) 正确安装胰岛素笔用针头。

(7) 排尽笔芯内空气:切记使用前及更换笔芯后均应排尽笔芯内空气。排气步骤:注射前,将剂量调节旋钮拨至 2 U,针尖向上直立,手指轻弹笔芯架数次,使空气聚集在上部后,按压注射键,直至一滴胰岛素从针头溢出,即表示活塞杆已与笔芯完全接触,且笔芯内的气泡已排尽。

(8) 将剂量旋钮旋至所需刻度。

(9) 检查和消毒注射部位。

(10) 判断是否捏皮,选择合适的注射手法及进针角度。

(11) 快速进针,缓慢注射药物。

(12) 针头停留至少 10 s。

2. GLP-1 受体激动剂注射笔的操作方法(以 10 μg 剂量规格为例)

(1) 第一步:检查注射笔。

使用前洗净双手,检查注射笔上的标签,确认是我们所需剂量的注射笔,拔下笔帽,检查注射笔芯中的药液,药液应澄清、无色且无颗粒物,否则不得使用。

(2) 第二步:安装针头。

去掉针头外罩的纸签。将带外罩的针头直插到注射笔上。旋紧针头;去除针头外罩,不要丢弃;去除针头内罩并丢弃,针尖可能会有一小滴药液,这是正常的。

(3) 第三步:调节剂量。

确认剂量窗中显示“→”,如果不是,顺时针旋转剂量调节栓至不能转动且剂量窗中显示“→”;向外拉动剂量调节栓至不能拉动且剂量窗中显示“↑”;顺时针旋转剂量调节栓至剂量窗中显示“10”。请确认数字10和下划线位于剂量窗的中心。

(4) 第四步:注射给药。

注射方法、进针角度、注射部位同胰岛素笔注射方法,当“Δ”出现在剂量窗的中心时,注射已完成。

(5) 第五步:注射笔复位。

顺时针旋转剂量窗调节栓至不能旋动并且“→”出现在剂量窗内。

(6) 第六步:取下并丢弃针头。

十一、胰岛素皮下注射的操作流程

胰岛素皮下注射的操作流程如图8.1所示,胰岛素皮下注射部位如图8.2所示,胰岛素皮下注射如图8.3所示。

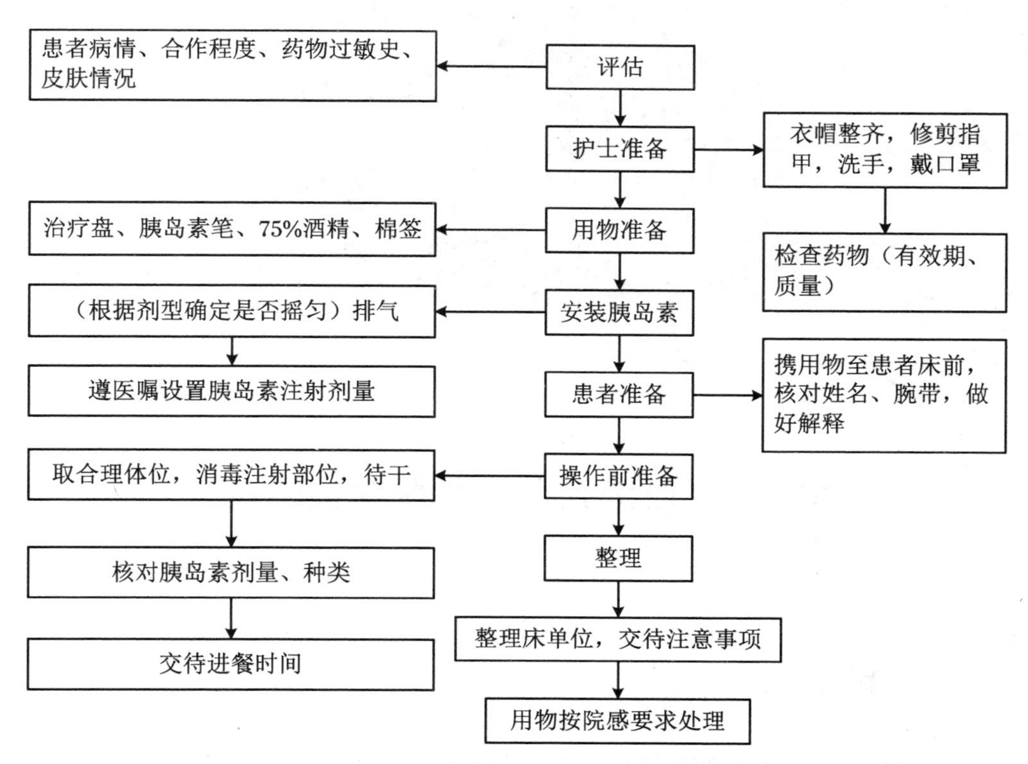

图8.1　胰岛素皮下注射的操作流程

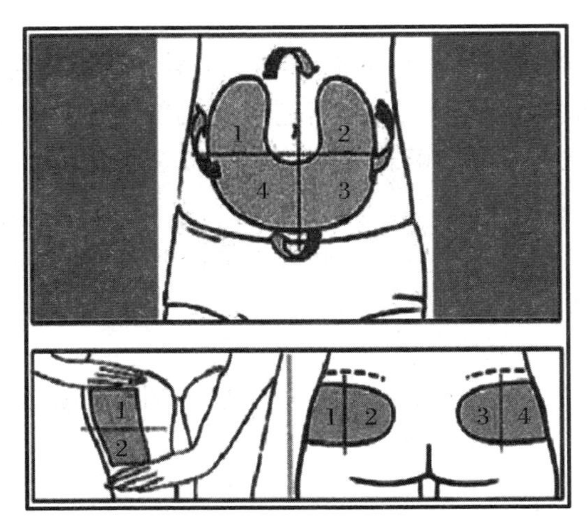

图 8.2 胰岛素皮下注射部位

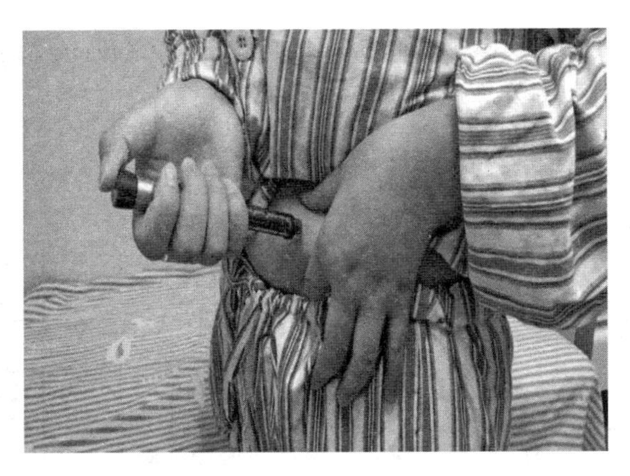

图 8.3 胰岛素皮下注射

第三节 便携式血糖仪血糖监测技术

一、概述

血糖仪是一种测量血糖水平的电子仪器。血糖监测是糖尿病综合治疗中非常重要的组成部分，也是进行糖尿病管理的有效手段。规律的血糖监测不仅有利于患者的病情监测，更可以为医护人员提供合理的治疗方案；血糖仪从工作原理上分为光电型和电极型两种。电极型血糖仪的测试原理更科学，电极可内藏，操作更简单。

二、各时间点血糖监测的意义和适用范围

各时间点血糖监测的意义和适用范围如表8.3所示。

表8.3　各时间点血糖监测的意义和适用范围

时间点	监测意义	适用范围
空腹血糖	至少8～10 h内未进食热量	适用于血糖较高的患者，先关注空腹血糖
餐前血糖	有利于发现无症状及医源性低血糖	血糖水平很高，或有低血糖风险时，如老年人、血糖控制较好者。
餐后2 h血糖	从第一口饭进食开始计时的餐后2 h血糖	空腹血糖已获得的良好控制，但HbA1c仍不能达标者；了解饮食、运动对血糖的影响
睡前血糖	反应机体对进食晚餐后高血糖的控制能力	晚餐前注射胰岛素者，预防低血糖发生
夜间血糖	凌晨2～4时血糖	胰岛素治疗已接近标准，但空腹血糖仍高者，分辨空腹高的原因(苏木杰现象或黎明现象)；了解有无夜间低血糖
随机血糖	除以上时间点外任意时间血糖	出现低血糖时应及时监测，剧烈运动前后应监测血糖

三、血糖监测的意义

(1) 有利于判断并掌握病情。
(2) 能够及时调整治疗方案。
(3) 有利于预防、发现、治疗各种急、慢性并发症。
(4) 提高患者生活质量、延长患者寿命。

四、便携式血糖仪血糖监测的原理

血糖仪检测原理有两种：光化学法原理和电化学法原理。

光化学法原理:是通过酶与葡萄糖的反应产生的中间物,运用检测器检测试纸反射面的反射光强度,将这些反射光的强度转化成葡萄糖浓度。优点:价格便宜,抗干扰力强;缺点:血量大,探测头暴露在空气里易污染。

电化学法原理:又分为葡萄糖氧化酶电极测量法和葡萄糖脱氢酶电极测量法。① 葡萄糖氧化酶电极测量法的原理:通过测量血液中的葡萄糖与试纸中的葡萄糖氧化酶反应产生的电流量测量血糖。优点:专一性好,抗干扰性强;缺点:由于空气中氧含量比氢含量大得多,试纸易受空气影响,储存条件要求严格。试纸开封后要求 3 个月内用完。② 葡萄糖脱氢酶电极测量法的原理:通过测量血液中的葡萄糖与试纸中的葡萄糖脱氢酶反应产生的电流量测量血糖。优点:专一性好,抗干扰性强;缺点:脱氢酶除对血液中的葡萄糖反应外,对血液中的麦芽糖、木糖、半乳糖也产生反应。

五、便携式血糖仪血糖监测的适应证

糖耐量异常以及糖尿病患者,或糖尿病患者突然出现急性状况时。

六、便携式血糖仪血糖监测的禁忌证

拒绝监测者。

七、血糖仪的操作方法

血糖仪运转正常,用物在有效期内,患者取舒适体位,用 75%酒精消毒采血部位,待干,取出试纸并正确放入血糖仪内,血糖仪此时会自动开机,屏幕上显示闪烁的血滴吸入图案,使用一次性采血针针刺患者指尖侧面,形成一滴血后,接触试纸末端,使血滴自动吸入试纸,等待几秒钟后血糖仪屏幕上显示检测结果,告知患者,并正确记录检测结果。

八、血糖仪的操作流程

血糖仪的操作流程如图 8.4 所示,使用血糖仪测血糖如图 8.5 所示。

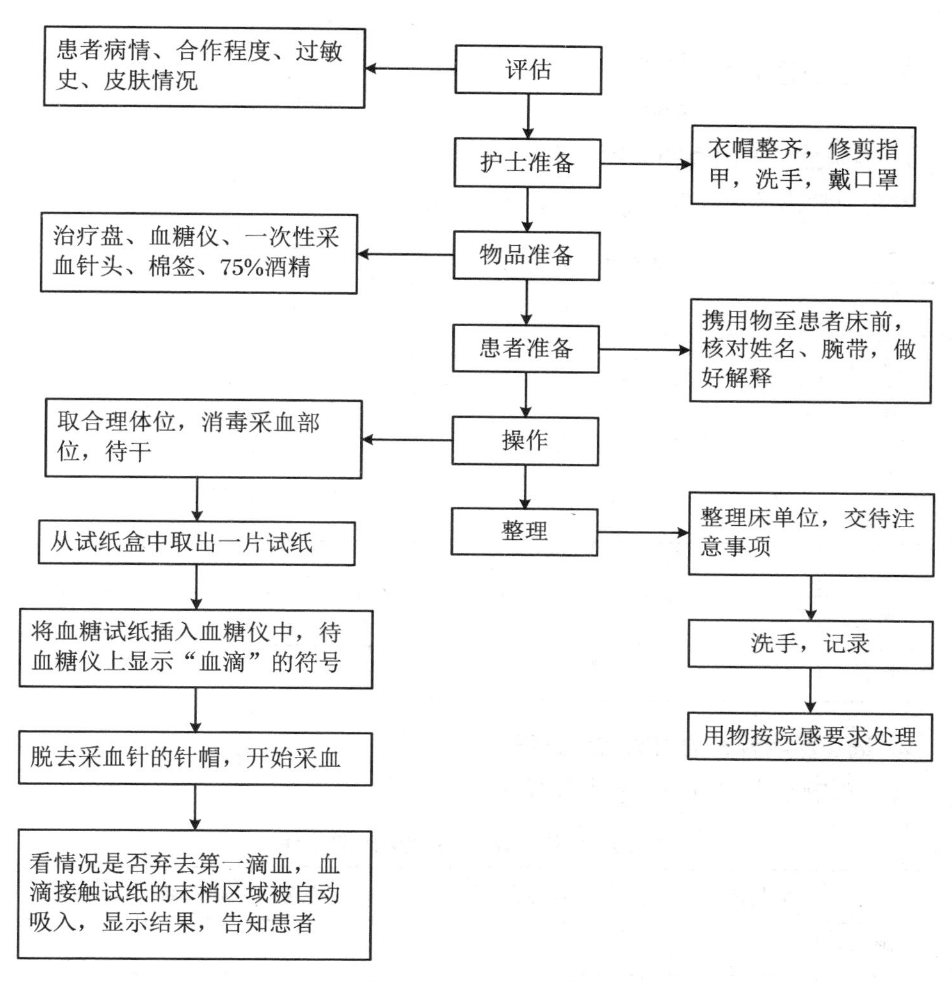

图 8.4　血糖仪的操作流程

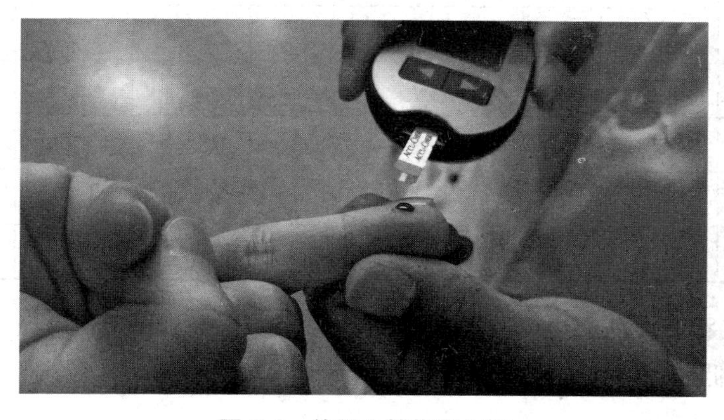

图 8.5　使用血糖仪测血糖

九、血糖监测方案

1. 空腹血糖高的血糖监测方案

空腹血糖高的血糖监测方案如表8.4所示。

表8.4 空腹血糖高的血糖监测方案

	早餐前	早餐后	午餐前	午餐后	晚餐前	晚餐后	睡前
周一							√
周二	√						
周三							√
周四	√						
周五							√
周六	√						
周日							

2. 进餐影响较大的血糖监测方案

进餐影响较大的血糖监测方案如表8.5所示。

表8.5 进餐影响较大的血糖监测方案

	早餐前	早餐后	午餐前	午餐后	晚餐前	晚餐后	睡前
周一	√	√					
周二							
周三			√	√			
周四							
周五							
周六					√	√	
周日							

3. 无症状低血糖的血糖监测方案

无症状低血糖的血糖监测方案如表8.6所示。

表 8.6 无症状低血糖的血糖监测方案

	早餐前	早餐后	午餐前	午餐后	晚餐前	晚餐后	睡前
周一			√		√		
周二							
周三			√		√		
周四							
周五			√		√		
周六							
周日							

十、血糖监测的注意事项

(1) 血糖监测首选无名指指腹两侧,因无名指有其单独的神经和肌腱分部,万一受损,不会影响其他手指的功能。水肿或感染部位不宜采血。

(2) 待消毒液干后方可采血,防止血液稀释影响检测结果。

(3) 血糖监测时勿过分挤压采血处,防止组织液进入稀释血液浓度,导致测量的血糖值偏高。血滴不宜过大或过小,过大测出的血糖值偏高,过小测出的血糖值偏低。

(4) 若患者采血时间较长时,血糖仪上显示的血滴样消失,应将试纸取出重新插入,再次显示血滴样后进行测试。

(5) 电化学法血糖仪要保证充足的血量,血量足够时,血糖仪有“滴滴”提示音,如血量不够,不能追加血量,应重新更换血糖试纸检测。

(6) 不得使用血浆、血清或是葡萄糖溶液进行测试。

(7) 冬季进行血糖测量前应保证血糖仪的温度合适,以免检测血糖时无法显示结果。

(8) 快速对比试验的注意事项:在抽静脉血前用血糖仪做手指检查,两者时间不要超过 5～10 min。

十一、血糖试纸使用的注意事项

(1) 血糖测试不能使用含碘、氯的消毒液消毒,以避免与血糖试纸中的酶发生反应,产生误差。

(2) 血糖试纸在有效期内使用,请勿使用潮湿、弯曲或破损的血糖试纸。

(3) 使用新试纸前应注意校正血糖仪以保证测量的准确性。

(4) 开启一盒新的血糖试纸应注意标识开启日期,一般有效期为 3 个月。

(5) 每次取出血糖试纸后应立即盖紧试纸筒盖,以免受潮。

(6) 血糖试纸要求在干燥的室内,10~40 ℃的环境下放置,切不可放入冰箱内。

(7) 如对酒精过敏者,可使用温开水洗手或使用新洁尔灭消毒液进行消毒,确保检测的准确性。

十二、血糖仪的质量管理与维护

(1) 当怀疑血糖测试结果有误、结果与糖化血红蛋白不符时,应及时进行核对检测。

(2) 血糖仪的质量控制包括室间质控和室内质控。室间质控由检验科或医院指定质控单位每 6 个月或指定时间进行检测。临床比对方式:毛细血管血与静脉血比对;静脉血与静脉血比对。室内质控由使用的临床科室进行,每日对计划要使用的血糖仪用质控品液进行测试。

(3) 当血糖仪出现电池标识闪烁时,应及时更换电池。

(4) 使用新的试纸条、更换电池后应进行校准。

(5) 血糖仪端口可使用清水浸湿软布拧干后擦拭,切勿使液体接触端口或按钮。

(6) 外部可用清洁纱布或微湿不掉屑的面巾纸擦拭。

(7) 血糖仪的保存湿度不宜过大,避免灰尘,防止剧烈震荡和碰撞。

第四节 胰岛素泵操作及护理

一、概述

胰岛素泵诞生于 1963 年,是采用人工智能控制的胰岛素输入装置,通过持续皮下输注胰岛素的方式,最大程度模拟胰岛素的生理性分泌模式,从而达到更好控制血糖的一种胰岛素治疗方法,可 24 h 佩戴,被喻为“人工胰腺”。发展至今,胰岛素泵逐步向便携化、智能化发展,目前国内有管路式胰岛素泵和贴敷式智能胰岛素泵。

二、意义

胰岛素泵其微量、持续的注入胰岛素最能模拟生理胰岛素基础分泌，促使血糖平稳、正常，与手推注射器相比更加完美。由于胰岛素泵夜晚仅输出微量胰岛素，不再使用中效或长效胰岛素，后半夜又能自动增加胰岛素输入，降低凌晨高血糖，减少全天胰岛素用量，并且减少了反复注射的繁琐。胰岛素泵携带方便、操作简单，可以随时随地输注，使生活多样、灵活，改善了患者的生活质量。

三、作用及原理

管路式胰岛素泵中微电脑控制的电子信息板是胰岛素泵的中枢，存储大量的信息，如基础胰岛素剂量、进餐时输注的胰岛素剂量、已输入体内的基础量等。微型马达是胰岛素泵的动力部分，它推动螺旋推杆，微量而精确的推动储药器后方的橡皮活塞，将胰岛素准确的输入体内。导管系统把胰岛素泵、储药器与人体连接在一起，由针头与特制导管组成，针头扎入人体皮下组织后，用透明敷贴将其固定于皮肤上。而贴敷式胰岛素泵无导管连接，泵体重量轻、体积小，储药器直接与泵体组装。组装后，扣在底板上与皮下留置针连接，并固定在皮肤上，通过无线传输的模式在控制器上进行输注等操作控制。

四、适应证

（1）采用普通胰岛素多次注射血糖控制不佳者。

（2）血糖波动大，难以用胰岛素多次皮下注射方法使血糖平稳的脆性 1 型糖尿病患者。黎明现象严重导致患者的血糖总体控制不佳。

（3）使用胰岛素泵对初发的 1 型糖尿病患者和需要长期胰岛素强化治疗的 2 型糖尿病患者住院期间。

（4）并发心、脑、肺以及其他并发症的糖尿病患者，择期手术或应激状态时的血糖控制。

（5）生活极不规律，如经常上夜班、不能按时就餐及胃轻瘫或进食时间长的患者。

（6）妊娠期的糖尿病患者与准备怀孕的糖尿病患者。

（7）追求高质量的生活，想要更好的控制血糖，从而延缓并发症的患者。

（8）频发低血糖，尤其是夜间低血糖、无感知低血糖和严重低血糖者。

五、禁忌证

(1) 有使用指征,但糖尿病酮症酸中毒、高渗性非酮症性昏迷或其他伴有严重循环障碍者的高血糖患者,不宜使用皮下胰岛素泵治疗。

(2) 过敏体质,如胰岛素过敏、皮下输液管过敏或胶布过敏者。

(3) 内心排斥,不愿长期皮下埋置针头和不愿长期佩戴的患者。

(4) 智力障碍、不能理解或掌握胰岛素泵有关知识者。

(5) 失明或残疾不能自己操作者。

(6) 严重精神异常或心理障碍者。

(7) 自由感较强,酗酒、滥用药物者。

(8) 年龄较小的儿童、无自理能力者,无监护人的老年糖尿病患者。

六、置泵前护理

(1) 心理护理:向患者和家属讲解置泵的好处,嘱其保持心态平和,解除其焦虑紧张情绪,积极配合治疗。

(2) 使患者掌握糖尿病基本知识及血糖、尿糖的自我监测方法。

(3) 告知患者和家属胰岛素泵治疗是最好的控制血糖的方法,但并不等于根治糖尿病,日常生活中仍要注意饮食,适量运动,劳逸结合,并注意监测血糖。

(4) 保持皮肤清洁,预防感染。

(5) 提前 2 h 将胰岛素从冰箱内取出置于室温环境中,避免胰岛素遇热产生气泡阻塞导管。

七、操作方法

管路式胰岛素泵的操作方法:仪器性能良好,装配好仪器,将泵内装入电池,开机,设置时钟,药液装入储药器并放入储药槽中,遵医嘱设置基础量和餐前大剂量,设置仪器排除导管空气,患者取舒适体位,选择注射部位,消毒皮肤,待干后,垂直将针刺入皮下,用胶布固定针头部,将胰岛素泵绑在腰带上,连续缓慢地进行皮下胰岛素注射。

贴敷式胰岛素泵操作方法:仪器性能良好,确认控制器和泵电池电量,抽药并装配,患者取舒适体位,选择注射部位,消毒皮肤,待干后,贴底板,将胰岛素泵植入皮下,组装好的胰岛素泵扣于底板上。在控制器上设置时间等基本内容,遵医嘱设置基础量和餐前大剂量，开始胰岛素注射。

八、操作流程

(1) 管路式胰岛素泵的操作流程如图 8.6 所示，管路式胰岛素泵如图 8.7 所示。

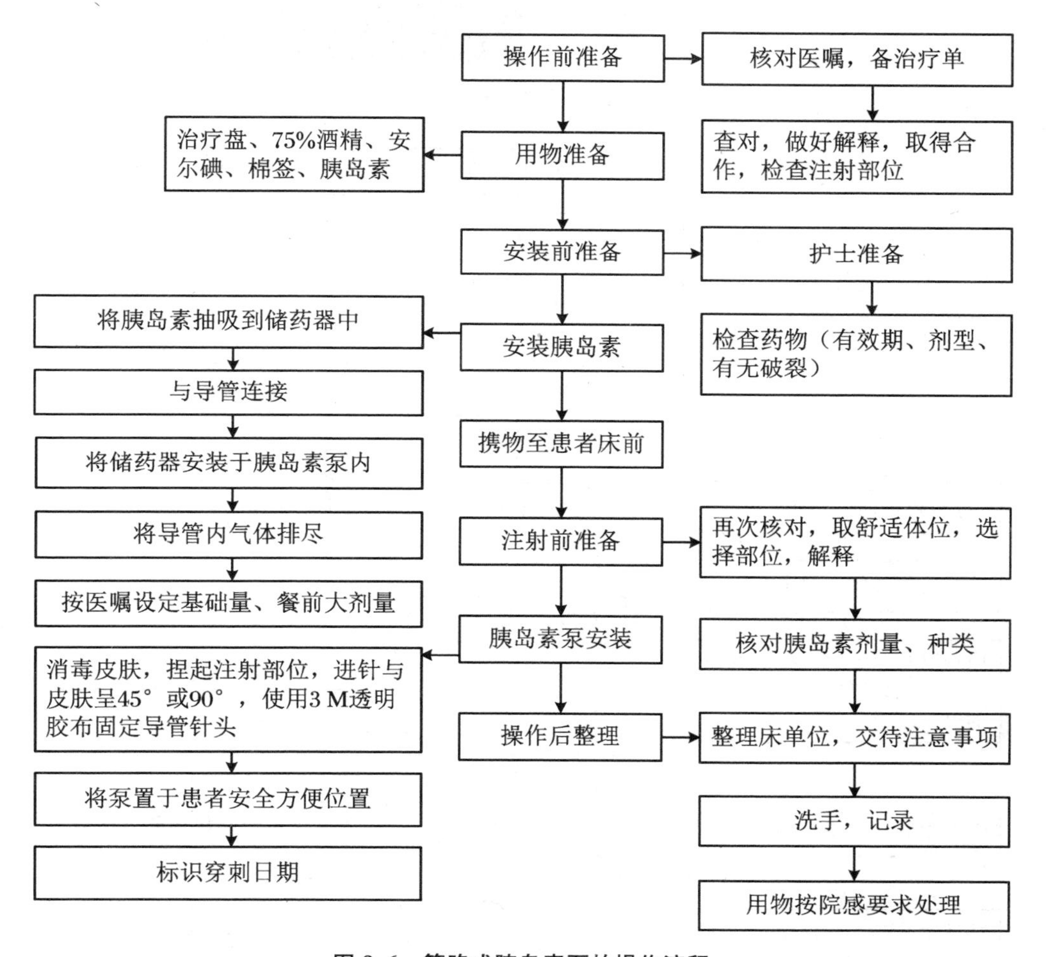

图 8.6　管路式胰岛素泵的操作流程

(2) 贴敷式胰岛素泵的操作流程如图 8.8 所示，贴敷式胰岛素泵如图 8.9 所示。

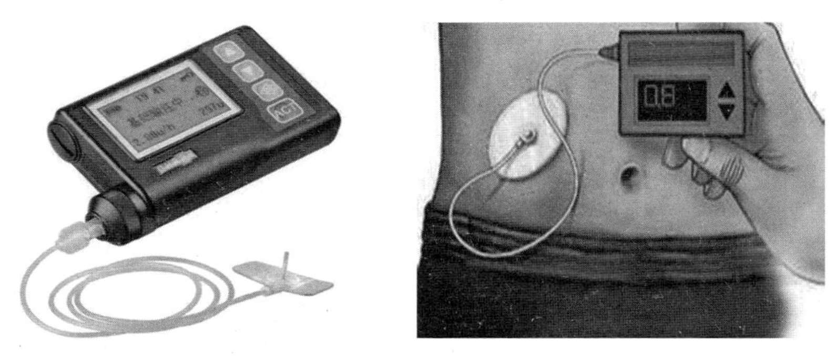

图 8.7　管路式胰岛素泵

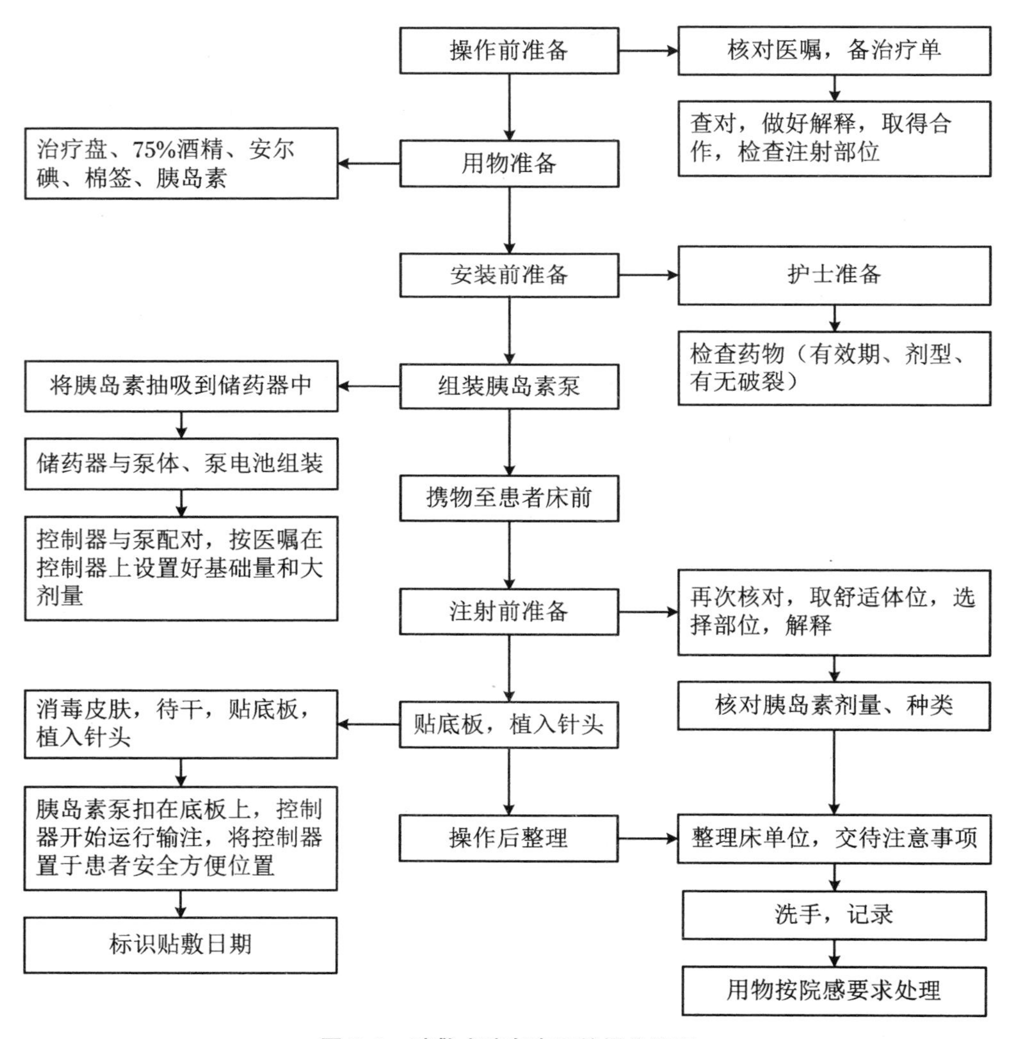

图 8.8　贴敷式胰岛素泵的操作流程

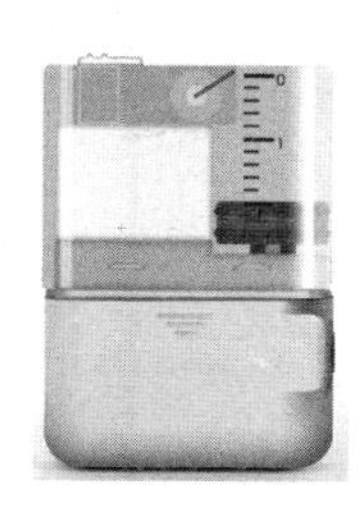

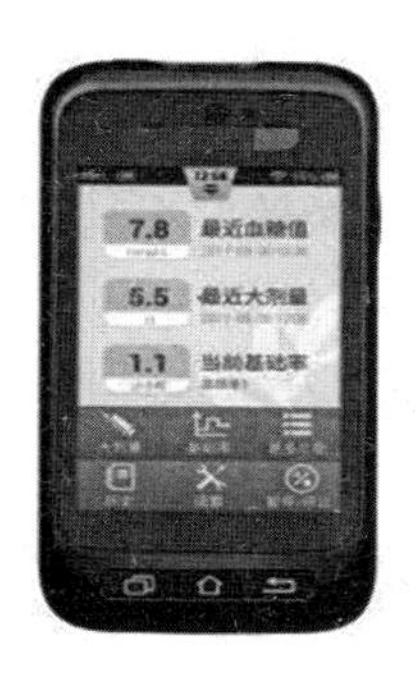

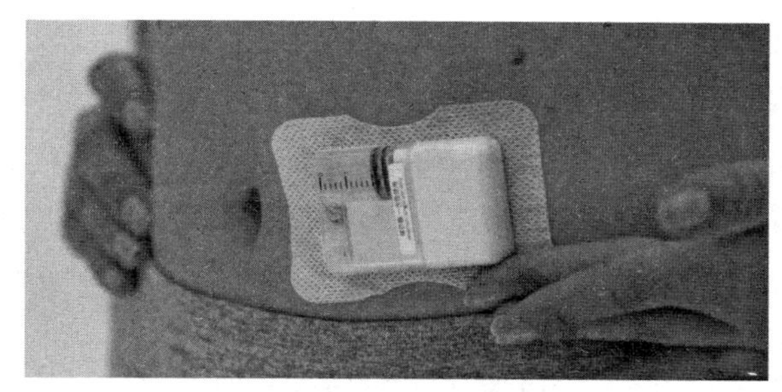

图 8.9　贴敷式胰岛素泵

九、护理要点

1. 血糖监测

安全用泵。置泵后前 3 d 监测 7 点血糖，3～7 d 为胰岛素剂量调整期，容易发生低血糖，应加强血糖监测。

2. 埋置部位局部皮肤护理

(1) 若埋置针头处出现以红肿、硬结、疼痛为表现的感染时，应立即通知医生，更换部位，彻底消毒皮肤后选择至少远离感染处 6 cm 以外的正常皮肤或更换到对侧埋置针头。

(2) 注意皮肤清洁卫生与消毒。

(3) 管路式胰岛素泵每天检查导管系统，避免胰岛素泵管道折叠、弯曲，及时处理胰岛素泵报警。贴敷式胰岛素泵只需要注意及时处理报警即可。

(4) 更换导管后也要更换针头埋置部位。贴敷式胰岛素泵，按照常规进行部位轮换即可。

3. 输注装置阻塞处理

(1) 当出现阻塞报警时，仔细检查输注装置是否扭曲或有气泡阻塞，如有气泡，应使用快速分离器将泵分离，把空气排出后再接上。如以上两者均不是，检查针头是否阻塞，必要时更换输注导管和输注部位。

（2）贴敷式泵出现阻塞报警时，先将泵体与底板分离，重新推杆定位，确认是否为储药器针头阻塞。必要时更换输注部位。

十、置泵后的注意事项

（1）管路式胰岛素泵洗澡时可使用快速分离器将泵分开，但不超过 1 h，洗澡结束后应立即接上，如洗澡时间短可不取下，用塑料袋将泵挂在脖子上即可。如拆下胰岛素泵超过 1 h，则必须重新皮下注射胰岛素或重新装上胰岛素泵进行大剂量输注。而贴敷式泵在洗澡时，将控制器点击暂停输注，之后将泵体从底板上取下即可。洗澡结束后，立即将泵体装回，继续进行输注。

（2）当胰岛素泵受潮时应及时将水分擦干，必要时打开储药仓和电池仓，10 min 内擦干、晾干，等其完全干燥后再使用胰岛素泵并自测一次，不要使用热风吹干胰岛素泵，否则会损害胰岛素泵内的电子部件。

（3）如果接受 X 线、磁共振成像、CT 扫描或其他放射类型的放射性检查，则必须把胰岛素泵拆下并将其从放射区域内移开，检查完后应立即接上。

（4）不应将泵置于温度＞45 ℃或＜1.5 ℃的环境中，以免胰岛素失效。

（5）注意置泵部位的选择，腹部是最好的注射部位，距离肚脐 5 cm，避开腰带、疤痕部位。

（6）注意置泵部位的更换，正常情况下，应 2～3 d 更换一次。

第五节　动态血糖监测及护理

一、概述

动态血糖监测是近年来投入临床使用的一种新型血糖监测系统，是指通过葡萄糖感应器监测皮下组织间液的葡萄糖浓度，可提供连续、全面、可靠的全天血糖信息，了解血糖波动的趋势，发现不易被传统血糖监测方法所探测的隐匿性高血糖和低血糖，成为传统血糖监测的一种有效补充。动态血糖监测系统由葡萄糖感应器、信息提取器、电缆、血糖记录器、软件分析 5 部分组成。24 h 可监测 288 个血糖值，对血糖波动较大的脆性糖尿病患者可发现许多平时不易发现的高血糖或无症状性低血糖，为临床治疗提供依据。

二、意义

1978 年开始，自我血糖监测逐渐在全世界范围实施。指尖末梢血糖监测迅速但无法提供整体的血糖变化情况；动态血糖监测最大的优势是能及时捕捉到无症状性低血糖，根据血糖监测情况患者可准确调整自己的饮食、运动等，并为患者的进一步治疗提供准确依据。

三、作用及原理

动态血糖监测系统由以下几部分组成：

（1）葡萄糖感应探头：感应探头的传感器由半透膜、葡萄糖氧化酶和微电极三层组成，组织间液的葡萄糖通过半透膜进入测试探头，与葡萄糖氧化酶发生化学反应，反应中产生过氧化氢，过氧化氢分解产生自由电子，将组织间液的葡萄糖浓度转化为电流强度。

（2）血糖记录器：记录葡萄糖感应探头传输的电流强度。

（3）红外线信号提取器：将血糖记录中的信息传输到计算机中。

（4）分析软件：分析血糖记录器中的信息，并根据当时测量的指尖末梢血糖或静脉血浆血糖进行校正，计算出相应的即刻血糖浓度。患者佩戴记录器 3 d，记录器每 10 s 从测试头接收一次电信号，将 5 min 的数值平均后转化为血糖数值储存。

四、适应证

（1）1 型糖尿病、2 型糖尿病患者，尤其是血糖控制不理想者。

（2）需要胰岛素强化治疗（每日 3 次以上皮下胰岛素注射治疗或胰岛素泵强化治疗）的 2 型糖尿病患者。

（3）无法解释的严重低血糖或反复低血糖、无症状性低血糖、夜间低血糖。

（4）血糖波动大，清晨血糖升高原因不明显者。

（5）妊娠期糖尿病或糖尿病合并妊娠。

（6）择期手术血糖需要在短期内达到良好控制者。

（7）非重症监护室使用胰岛素治疗的患者。

五、禁忌证

(1) 皮肤过敏者。

(2) 皮肤疾病或传染性疾病慎用。

六、操作方法

仪器性能良好,患者平卧或侧卧位,常规消毒局部皮肤,待干,用手固定好探头,轻推出注针器,固定在皮肤上并将探头靠近皮肤,呈 45°置入,用两手指按住探头基座,以 45°拔出引导针,连接电缆线,针上贴好贴膜,固定电缆线,初始化探头,将泵置于患者安全方便的位置。

七、操作流程

动态血糖监测系统的操作流程如图 8.10 所示,动态血糖监测设备如图 8.11 所示,动态血糖监测如图 8.12 所示。

八、佩戴动态血糖监测系统的注意事项

(1) 动态血糖监测技术监测到的血糖值是组织间液葡萄糖值,而非静脉血或毛细血管血糖值,因而每日至少监测 2~3 次指尖血糖,并将血糖值及时(<5 min)、准确地输入血糖记录器,以进行校正。

(2) 患者在监测血糖期间,要翔实的记录患者饮食、运动、情志、治疗等情况。

(3) 注意仪器的保养。患者佩戴 CGMS 期间须远离强磁场,不能进行 X 线、CT 及磁共振等影像学检查,以免干扰监测结果。

(4) 患者沐浴时需佩戴专用沐浴袋,忌盆浴等,防止仪器进水。

九、护理要点

1. 动态血糖监测系统的护理

(1) 使用前探针头应置于 0~4 ℃冰箱内保存,使用时从冰箱内取出置于室温下备用,冬季放置 2 h,夏季放置 30 min 以上再使用。

(2) 使用前,仔细检查仪器的电池电量是否充足、电缆是否正确连接。

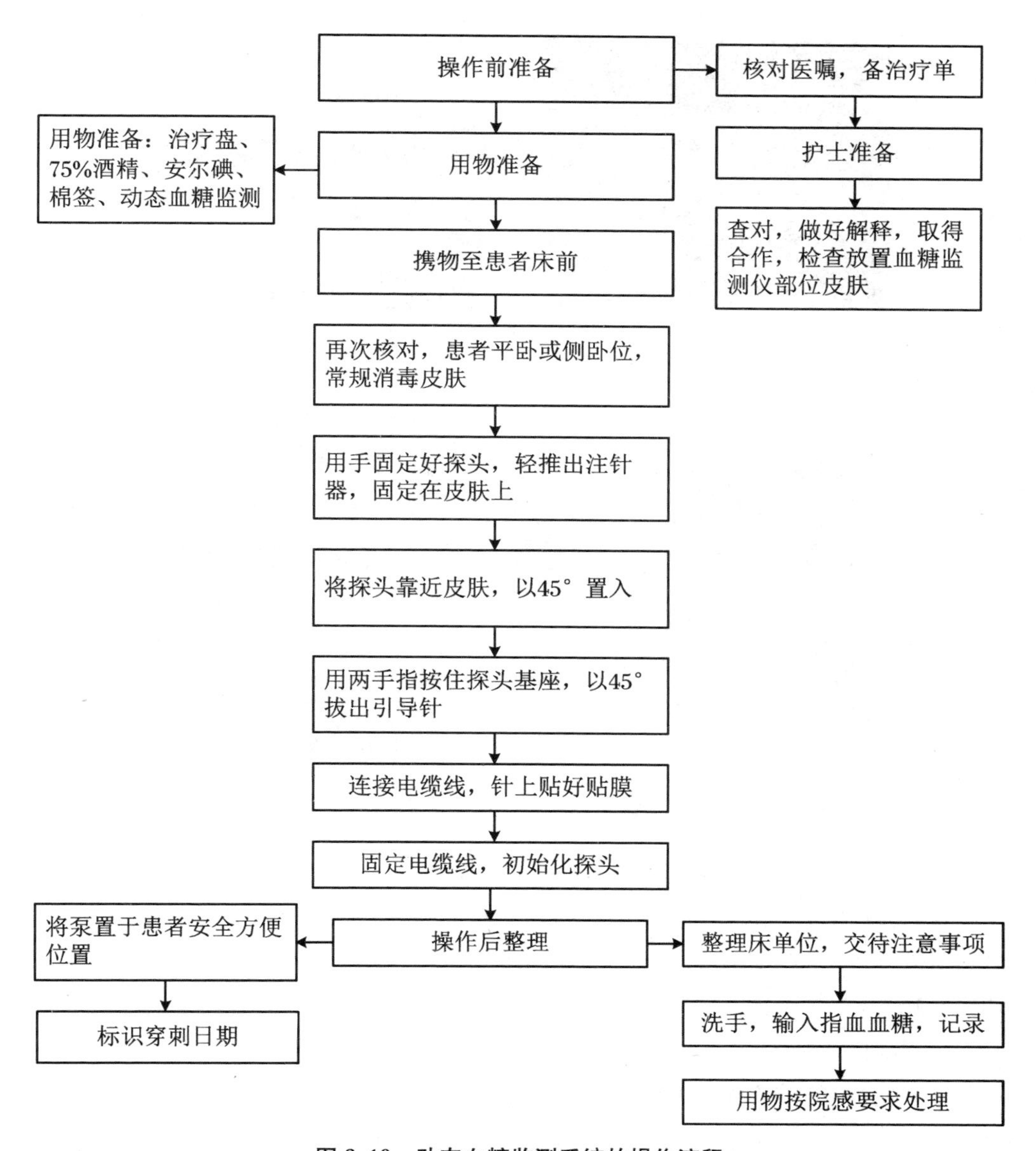

图 8.10 动态血糖监测系统的操作流程

(3) 置入探头应选择腹部等皮下脂肪丰富的部位，避开疤痕、硬结或剧烈运动区域，远离腰带及腰围区域。

(4) 观察置入点皮肤有无变红、渗血、出现肿胀等不适。

2. 饮食护理

饮食是 2 型糖尿病患者血糖控制最主要的因素，合理的饮食方案有助于患者血糖的控制。加强宣教，根据患者情况制订饮食方案。

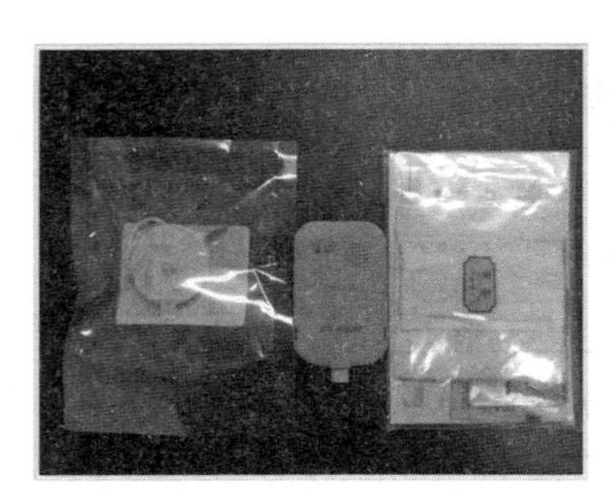
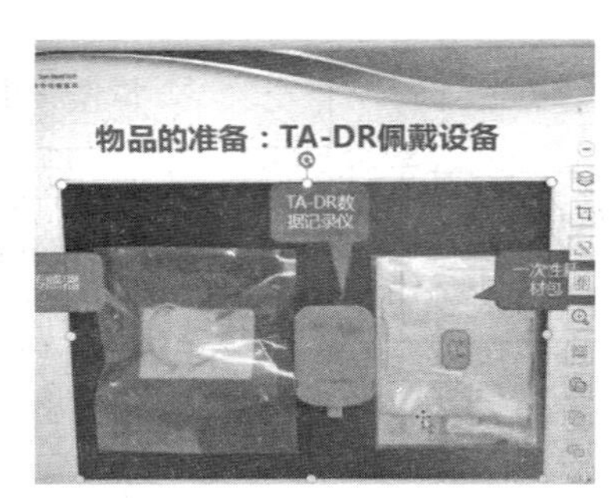

图 8.11 动态血糖监测设备

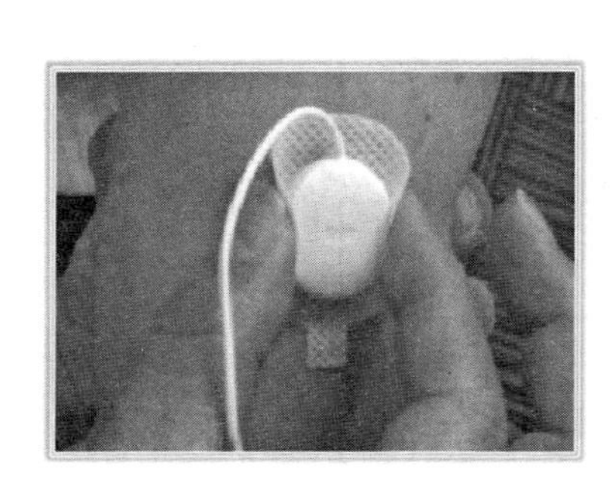
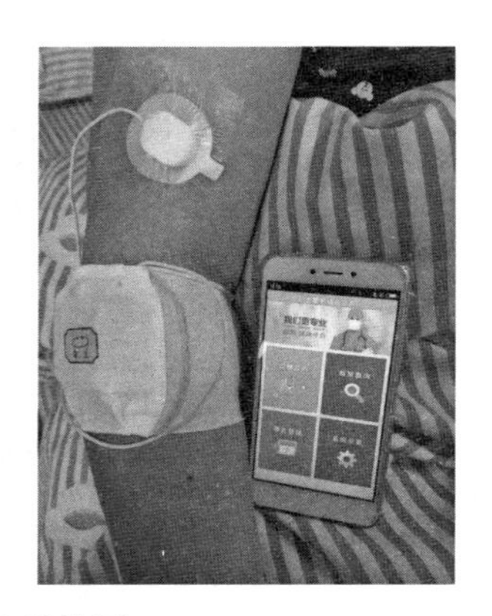

图 8.12 动态血糖监测

(1) 改变不良的生活习惯：控制脂肪和食盐的摄入。

(2) 合理的膳食计划：碳水化合物以非精制、富含可溶性维生素为好，占食物总热量的 50%～65%，脂肪占食物总热量的 15%～20%，蛋白质占食物总热量的 10%～15%，多食新鲜蔬菜，多饮水。

(3) 饮食宜忌：少食糖类及含淀粉高的食物，如土豆、山药等。适当限制水果的摄入，多食粗纤维食物，如绿叶蔬菜、芹菜、西红柿等。多食优质蛋白质，如瘦肉、鱼、牛奶、豆制品等，少食动物内脏。

3. 运动护理

运动对糖尿病患者的血糖控制水平影响同样重要，合理的运动可以有效降低餐后血糖，如散步、打太极拳、练气功、骑自行车等，时间安排在餐后 1 h 左右开始，持续 30 min 左右为好，以运动后不感疲劳、能说话不能唱歌、周身放松为宜。

4. 低血糖护理

告知患者低血糖的表现，如心慌、大汗、饥饿感、视力模糊、面色苍白、意识障碍甚至昏迷等，当患者出现上述症状时应及时给予相应的处理。

第六节　糖尿病足部神经筛查技术

糖尿病周围神经病变(DPN)是排除其他因素,而由糖尿病本身引起的临床或亚临床的慢性感觉、运动性的对称性神经损害。若将神经电生理检查结果作为判断标准之一,发生率可高达47%～91%。糖尿病性周围神经病变中下肢神经病变重于上肢,下肢神经先受累。绝大多数研究者认为首先累及感觉神经。通常先引起患者感觉异常、减退、缺失,进而导致足部溃疡、坏疽以至截肢;是糖尿病患者致残、致死和生活质量下降的重要原因。神经病变可使患者下肢出现一些异常的感觉,如疼痛、麻木、灼热、针刺感等。

一、意义

周围神经病变临床症状的出现,往往迟于病理改变,以致确诊时病理改变多已明显,因而失去了早期治疗机会,直接影响预后。因此早期筛查诊断已成为关键,对于确定足病风险、评价疾病预后、病情的控制和进一步治疗都很重要。国际糖尿病中心(IDC)提出通过对糖尿病足溃疡的预防,对糖尿病足病的早期诊断和积极管理,90%以上的截肢是可以预防的。对于神经损伤的顺序,学术界的观点不太一致,一种共识是任何神经损伤绝非单一神经纤维受累,往往是多种神经纤维的交叉受累,这也是临床上需对多种感觉障碍同时进行检查的原因。2009年,美国糖尿病学会(ADA)在糖尿病治疗指南中指出所有患者应该在诊断时、诊断后至少每年使用简单的临床检测手段筛查远端对称性多发性神经病变(DPN)。DPN早期筛查不充分可引起严重的后果,主要是直接导致干预措施的拖延。

二、适应证

所有糖尿病患者均应接受每年至少检查一次。已经被证实有足病危险因素的患者如高龄、嗜烟、糖尿病史超过5年、患糖尿病未正规治疗者、血糖较长时间未得到控制者,应该每3～6个月检查一次。

三、禁忌证

神志不清,精神障碍,局部已发生溃疡者。

四、操作方法

糖尿病足部神经筛查技术的常见操作方法有：10 g 单尼龙丝测压力觉；凉、温觉检查仪测温度觉；40 g 压力针头刺痛觉检测；位置觉、跟腱反射；128 Hz 音叉或分级音叉测振动觉；神经电生理学；振动感觉阈值（VPT）；定量感觉（QST）；足底压力测定等检查。

1. 感觉神经功能检查

包括大纤维神经和小纤维神经检查。

（1）大纤维神经：包括振动觉测量，位置觉辨认。振动觉是人体深感觉中的一种，它颇有助于疾病的诊断和定位。传统音叉一直以来被广泛应用在临床的振动感觉筛查中。音叉检查可用以评价触觉小体、环层小体以及相关的大神经纤维的功能。音叉的测试更灵敏，是一种有效的筛查糖尿病神经病变的技术。虽然这是一种快捷、简便的检查方法，但却无法提供振动阈值检查所需的振幅数值。有人认为传统音叉振动感觉检查只是一种粗略的检查方法，但只要检查者掌握正确的方法，传统音叉不失为一种方便的床边检查手段。128 Hz 音叉操作实践：用 128 Hz 的音叉，振动后置于足第一足趾或骨突部位，患者感觉不到振动后，立即置于其第一掌指关节骨突部位，并开始计时。差值测定在 10 s 内为正常，超过 10 s 为异常，足趾不能感觉振动为缺失。分级音叉：1903 年，Rydel 和 Seiffer 共同发明了一种 64 Hz 的刻度音叉：认为其是一种方便、经济且可靠的检查法。该音叉的双臂上端分别有一个带刻度的标准器，刻度最小从 0 开始，最大到 8 结束，推荐以双足拇趾趾骨间关节共 2 个测量点，任意一点异常就判断为异常；请患者告知何时感觉不到振动，并读其音叉上刻度，若刻度≥5 为正常。分级音叉检查操作简便易行，检查时间较短，检查时患者无任何痛苦，可反复多次检查。因此用作门诊患者及住院患者的常规检查，对观察病情变化方面也有很好的临床应用价值。然而因为刻度在振动中的可视性和精确性不高，使其最终被定位为一种半定量的震动感觉检查方法。振动感觉阈值（VPT）检查：推荐检查部位选择趾腹中心距前端趾甲 2.5 cm 处，结果发现 0～15 V 为低风险；16～24 V 为中度风险；>25 V 为高风险。位置觉测定：手轻轻捏住受试者大足趾两侧，与其他足趾分开，上移或下移 5°，患者叙述移动方位。

（2）小纤维神经：包括 10 g 尼龙丝触觉检查；40 g 压力针头刺痛觉检查；凉、温觉反应检查。5.07/10 g 尼龙丝检查是国际通用的评价神经病变的方法，可使其发现率达 40%以上。用不同直径的尼龙丝垂直以一定的压力施压在患者足部，与皮肤成 30°～45°，并停留 1～2 s，避开胼胝。请患者用拍手或示意做答，以评估患者的表皮压力觉，判断接触部位有无感觉。单丝有不同的规格，其中 5.07/10 g 最常用。

但目前对于检测位置的数目仍没有达成共识，有3、5、8、10、11等点，现多主张每侧足底检测10个点，建议测试部位是大足趾背面、足背面，第1、3、5足趾跖面，第1、3、5跖骨处，足心外侧、足底共10点，另有一次假测；或测试部位是大足趾（背面及跖面），第1、2、3、4和5跖骨处，足背、足跟、足底共10点。如测定10点中8点以上有感觉为正常，1～7点有感觉为异常，没有一个点有感觉，称为保护性感觉缺失。此法简单易行，目前无论在门诊还是病房都得到广泛应用。① 局部针刺痛检查：常用40 g压力针头刺足部局部皮肤，以评判患者对疼痛的感觉。② 温度觉检查：a. 水杯法：将两水杯中分别倒入凉水（5～10 ℃）和温水（40～45 ℃）或用Tip-Therm（Germany）凉、温感觉检查器，用杯壁或凉、温觉检查器接触足背、足心皮肤，评判患者的凉、热感觉。b. 定量温度觉测定：皮肤温度测定仪，这种仪器为手持式，体积小，测试快捷、方便，准确性和重复性均较好。将一个探头绑在患者足趾或手指上，探头内的水可以升温或降温，可以将患者所能感觉到的热、冷感觉和热、冷痛觉定量测出。

2. 运动神经功能检查

检查患者四肢活动的灵活性、协调性及步态；查看有无肌肉萎缩；检查膝腱、跟腱反射是否存在。糖尿病运动神经病变表现为足部的肌肉无力，使拮抗肌群不平衡，从而导致典型的弓形足，足趾呈爪形；爪形足趾使位于跖骨头下的脂肪垫向远侧移动，减弱跖骨头下的支撑作用，正常时，足趾可承受人体施加足部重量的30%，在某些情况下可增加到50%。发生严重的爪形趾后，足趾不承受重量，从而增加跖骨头的负荷。跟腱反射检查：患者脚放置平面上，足背屈30°～45°，检查者两手轻托足底，用叩诊锤轻敲患者跟腱以造成踝反射。

（1）足底压力测定：糖尿病运动神经病变可能是导致足底压力增高的最重要原因；足底压力的检查方法通常分为平板式足底压力检查和内置鞋垫式足底压力检查。

（2）神经电生理检查：即检测正中神经、尺神经及腓神经的神经传导速度（NCV），包括运动传导速度（MCV）、感觉传导速度（SCV）及远端潜伏（ML）；经典的NCV结果已经成为诊断周围神经病变的“金标准”。

（3）神经定量感觉检查（QST）：是一项对感觉功能进行定量检测的新技术，能准确判断感觉病变的特征和程度且有定位的价值；与NCV具有密切相关性，且能弥补NCV不能检测小纤维功能的不足。

（4）形态学的检查：神经活检和皮肤活检。活组织检查可以直接观察神经结构，判断神经的受损性质及其严重性，从而对糖尿病神经病变有一个客观的评估；非常有确诊价值；是一种有后遗症的侵入性方法，可引起活检局部持续性的疼痛和局部感觉异常，目前多用于基础研究。

五、注意事项

(1) 筛查时让患者勿看足部,保持注意力集中,周围环境安静,以防干扰结果。

(2) 压力觉检测时至少有一次为假测。如测定 10 点中 8 点以上有感觉为正常,1～7 点有感觉为异常,没有一个点有感觉,称为保护性感觉缺失。

(3) 筛查操作者需要掌握统一的评分标准,避免人为因素影响结果。

(4) 严格按规程进行操作,严防皮肤损伤的发生。

六、操作流程

糖尿病足部神经筛查技术的操作流程如图 8.13 所示,各种足部神经检查见图 8.14～图 8.19。

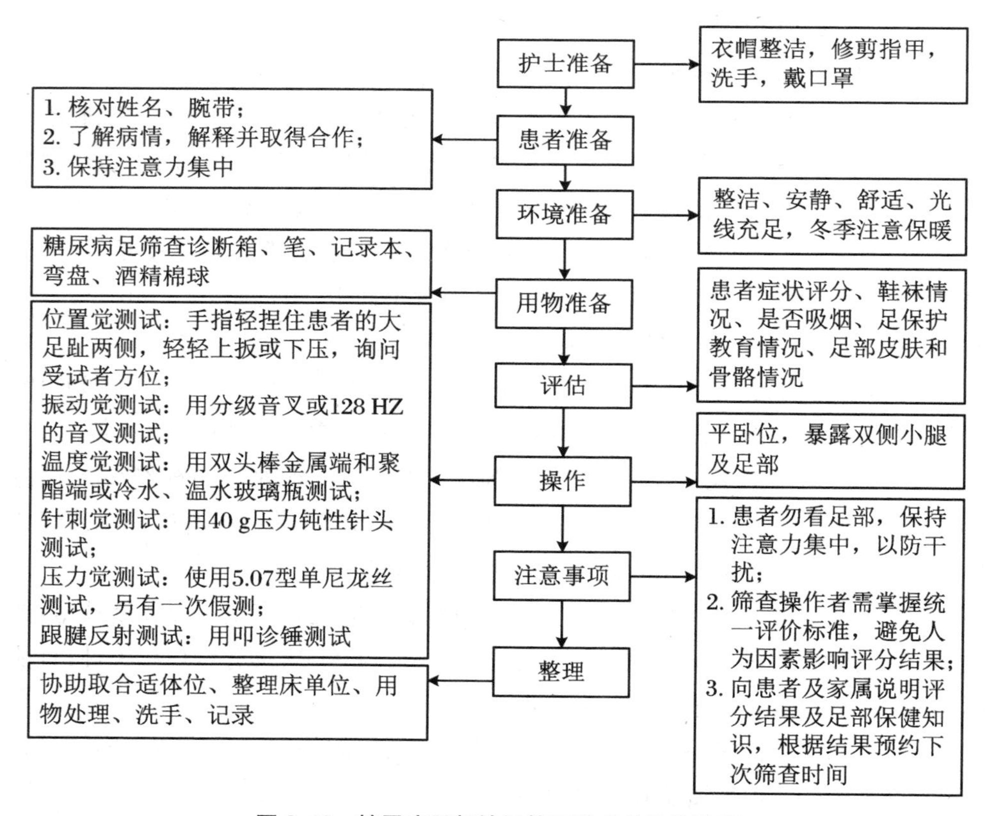

图 8.13 糖尿病足部神经筛查技术的操作流程

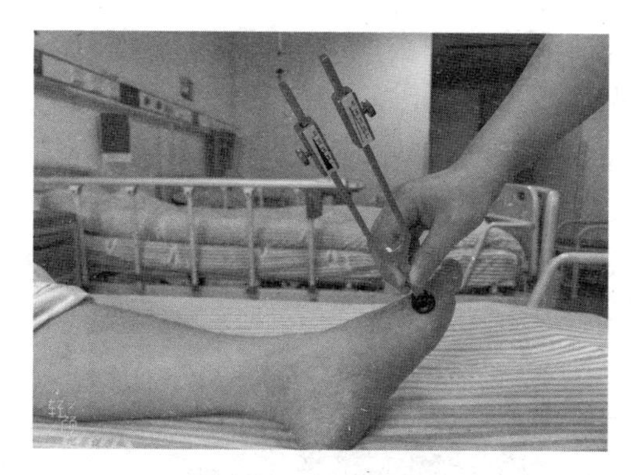

图 8.14　振动觉检查

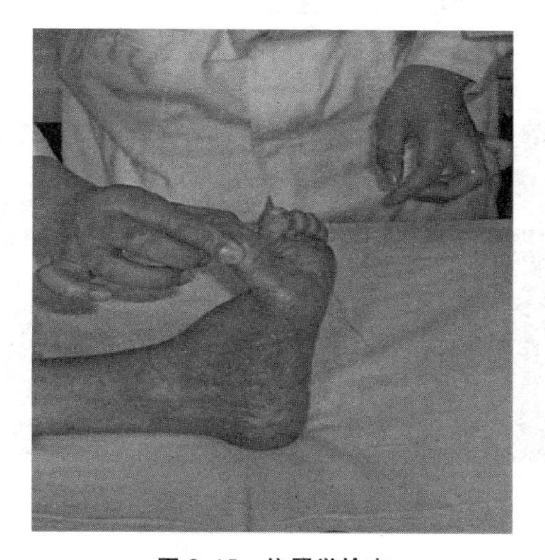

图 8.15　位置觉检查

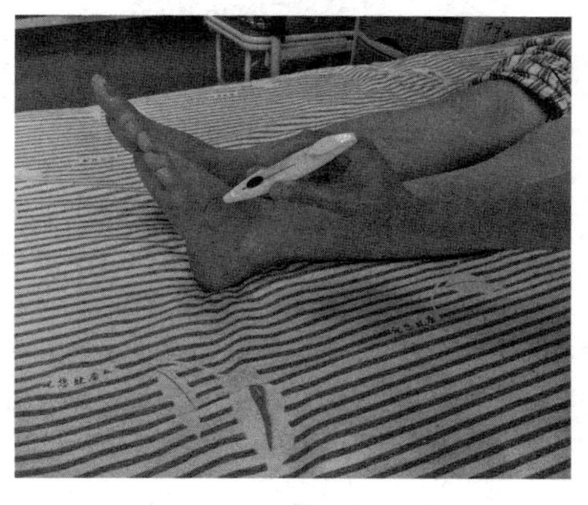

图 8.16　压力觉检查

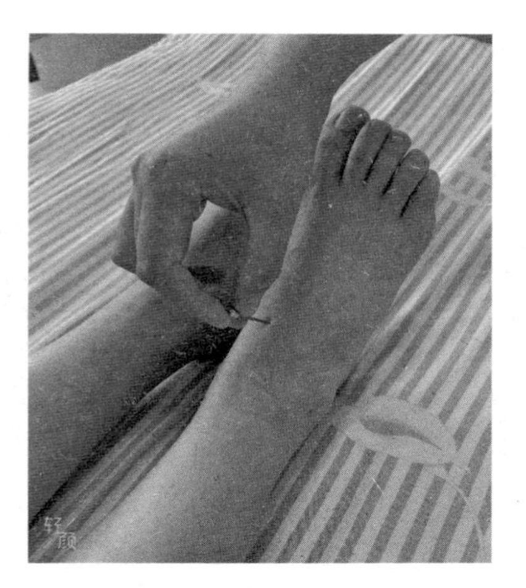

图 8.17　针刺觉检查

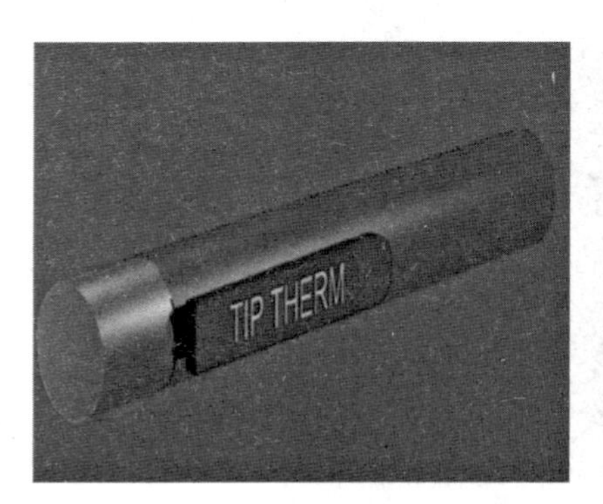

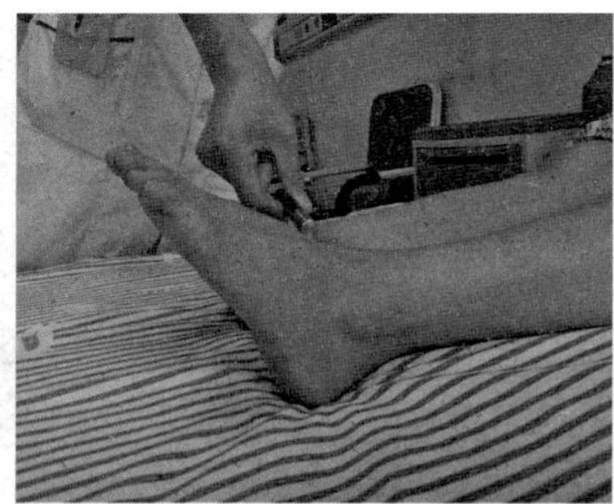

图 8.18　温度觉检查

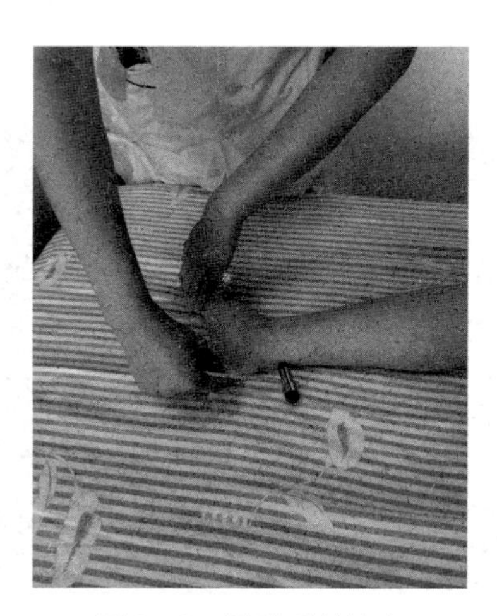

图 8.19　跟腱反射检查

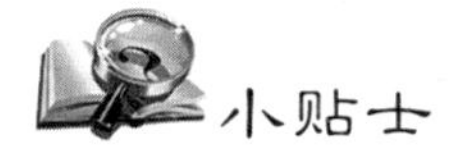
小贴士

英国足部神经筛查评分表

筛选检查症状评分：

(1) 是否有烧灼感、麻木感、麻木刺痛感：是——1分；否——0分。

(2) 是否有疲劳感或痉挛或疼痛感：是——2分；否——0分。

(3) 是否夜间因为出现以上症状而苏醒：是——1分；否——0分。

(4) 以上感觉出现在哪些部位：足部——2分；小腿——1分；其他部位——0分。

(5) 出现以上症状的时间：仅白天——0分；白天和晚上——1分；白天和晚上，夜间更重——2分。

(6) 以上症状怎样能够缓解：散步——2分；站立——1分；坐着或躺着——0分；无法缓解——0分。

筛选检查体检评分：

振动觉：正常——0分；减低——1分；缺如——2分。

温度觉：正常——0分；减低——1分；缺如——1分。

针刺觉：正常——0分；减低——1分；缺如——1分。

压力觉：正常——0分；减低——1分；缺如——1分。

位置觉：正常——0分；减低——1分；缺如——2分。

足背动脉搏动：正常——0分；减低——1分；缺如——1分。

跟腱反射：正常——0分；亢进——1分；消失——2分。

左足症状评分(　)分；右足症状评分(　)分。

左足体检评分(　)分；右足体检评分(　)分。

说明：

如果无症状的患者体检评分大于6分或有症状评分大于5分，体检评分大于3分的患者要考虑存在周围神经病变。

体检评分达到8分或更高，表明患者有发生溃疡的高危足。

第七节　糖尿病足部血管筛查技术

四肢多普勒血流仪作为一种筛查周围血管疾病的工具，它体积小且容易携带，非专业技师亦可经培训后操作，为快捷、非侵入性的检查方案，临床应用价值大。对于不是十分严重的周围血管疾病以及需进一步确诊的患者，多普勒可做出快速鉴别，同时也可用来进行静脉疾病的评估。因此多普勒研究在检测周围血管疾病方面起着重要的作用。

一、四肢多普勒血流仪的操作意义

作为周围血管疾病的无创检查法，四肢多普勒血流仪的优点是对人体无痛苦、可重复、花费少、诊断正确率高，可解决下述问题：① 确定是否有周围血管外科疾病，如有是动脉性疾病还是静脉性疾病。② 确定血管病变的部位和严重程度。③ 确定是否要做血管造影及其导管的进路。④ 可以确定是否适宜手术或保守治疗。⑤ 判定手术或药物治疗的效果。⑥ 可以作为长期随访患者、监测病情变化的方法。

二、四肢多普勒血流仪的作用及原理

四肢多普勒血流仪在检测周围血管疾病方面起着重要的作用。四肢多普勒血流仪是通过发出高频率声波（主要是 8～10 MHz）穿透组织并收集反射信号的方法工作的。发出的和反射回的信号有任何频率偏移都表明超声波被一个移动的物体反射了回来，例如，移动的血细胞。多普勒仪检测到的频率偏移会以一种听得见的信号输出，这种声音就是当前被检测者的血流信息。多普勒信号可以通过许多方法利用。例如，信号可在图表中分解，这样就可以进行波形分析。而且，评估周围血管状况最简单的方法之一是利用踝肱指数（ankle brachial index，ABI），又称踝臂指数或踝肱压力指数，是踝动脉（胫后动脉或足背动脉）与肱动脉收缩压的比值。ABI 早期主要用于检测下肢外周动脉疾病（peripheral arterial disease，PAD），ABI≤0.9 对诊断 PAD 的敏感性和特异性分别为 95%和 99%。ABI 不仅可用于诊断外周动脉疾病，还可用于动脉粥样硬化性疾病的危险分层、糖尿病足筛查，具有重要的临床应用价值，在流行病学研究中也被广泛采用。此外，ABI 也是诊断外周动脉疾病的最佳无创指标。

三、适应证

(1) 符合 1999 年 WHO 糖尿病诊断标准,糖尿病病史超过 5 年,年龄大于 50 岁,吸烟,肥胖,血脂异常者均应接受每年至少一次检查。

(2) 已经被证实有足病危险因素的患者应该每 3～6 个月检查一次。

四、禁忌证

神志不清及精神障碍不能配合完成检查者。

五、四肢多普勒血流仪的操作方法

视诊:紫绀,受压部位发红;缺血,导致皮肤指甲萎缩等;局部水肿情况。

触诊:足背动脉和/或胫后动脉搏动及皮温情况。

ABI 的测量。

(一) 四肢多普勒血流仪的操作规范

1. 测量用物准备

四肢多普勒血流仪:频率 5～10 MHz,配备扩音器或耳机以代替听诊器听诊血流声音。通过水柱高度和刻度盘上指针的位置确定压力大小,测压范围通常为 0～300 mmHg,最低精度为 2 mmHg。

超声耦合剂:皮肤和超声探头之间如有空气或气泡可能会阻断超声波,因此要求涂抹足量的耦合剂。

袖带:袖带内气囊的长度和宽度均影响测量结果,气囊过窄或过短会高估患者的血压水平,反则会低估患者的血压水平。检测 ABI 时测量肱动脉和踝动脉压力应当使用相同的袖带。

2. 检测人员

检测人员应具备良好的视力、听力、动手能力、沟通能力及手-眼-耳的协调性,过程中能够集中精力。

3. 受检者准备

受检者取平卧位,双手掌面朝上,双足稍外旋,臂部、踝部和足部充分暴露,但保持环境温暖。测量前嘱患者安静、放松地休息 10 min。测量前数小时内不要吸烟、饮酒、喝茶或咖啡。测量前应排空膀胱。

4. 检测环境

环境整洁、舒适，保持一定的温度和湿度，避免噪音。理想情况下，每个患者的检测环境应大致相同，减少环境对受检者的影响。

5. 检测技术

(1) 检测前准备。

① 向患者简单介绍检查目的，告知患者注意事项及检查过程类似于普通血压测量，不同之处在于用多普勒超声仪代替听诊器测量四肢血压。

② 选择恰当的体位，休息 10～15 min。

③ 准备好记录纸和笔。

④ 根据患者体形和检测部位选择合适的袖带，与测压计相连，并将袖带缠于受检者臂部或踝部。

(2) 使用多普勒超声探查动脉。

① 像拿钢笔或铅笔一样手持超声探头。

② 在动脉走行区域脉搏搏动的位置涂抹足量的耦合剂，避开溃疡部位。

③ 沿动脉走行区域缓慢移动超声探头，直至获取最强信号。

④ 整个测量过程应使超声探头保持平稳。

⑤ 探查肱动脉：袖带下缘应位于肘窝上方 2～3 横指处，肱动脉走行区域在肘窝内侧。

⑥ 探查踝动脉：袖带的下缘应位于踝上方 2～3 横指处，胫后动脉走行区域在踝骨下方踝中心点周围，足背动脉走行区域在第一趾骨和第二趾骨之间。注意：探查足背动脉动作宜轻微，因为足背动脉很容易被压缩至骨质而导致血流中断。部分患者胫后动脉或足背动脉生理性缺如，这种情况下只测其中一条动脉即可。

⑦ 探查顺序：一般循右侧肱动脉→右侧足背动脉→右侧胫后动脉→左侧足背动脉→左侧胫后动脉→左侧肱动脉的顺序，亦可根据检查仪默认的探查顺序检查。

(3) 测动脉压。

① 手握测压计球囊，快速对袖带进行充气，待动脉搏动声消失后，继续充气使压力再升高至少 20 mmHg 以确保动脉完全塌陷。

② 缓慢放气，使袖带内压力平稳下降，不伴心律失常者 2～4 mmHg/s，伴心律失常者 2 mmHg/s 或更慢。

③ 放气过程中密切注意测压计读数和血流恢复时的第一声(之后血流声音应连续不断，否则可能是噪音干扰)，此时对应的读数即为该动脉的收缩压。

④ 为避免测量者的倾向性尾数偏好(如 0 和 5)，规定任何读数必须是指针最接近的上方刻度的那个读数，即如果指针在两个刻度之间，读数应取较高者，最低

精度为 2 mmHg，尾数取 0、2、4、6、8。

⑤ 读数完成以后迅速放气至 0。

⑥ 为减少操作者误差，可对同一动脉测量两次取平均值，前后两次间隔至少 30 s，以使静脉充血恢复。

⑦ 必须测量双侧肱动脉、胫后动脉和足背动脉压力。

⑧ 测量踝动脉压过程中，如果压力升至 300 mmHg 仍不能使动脉搏动声音消失，这是动脉中层钙化的明确证据，常见于糖尿病、慢性肾功能不全和甲状旁腺功能亢进的患者。这种情况下的测量值不是动脉压力的真实反映，不应继续检测。足部动脉解剖图如图 8.20 所示。

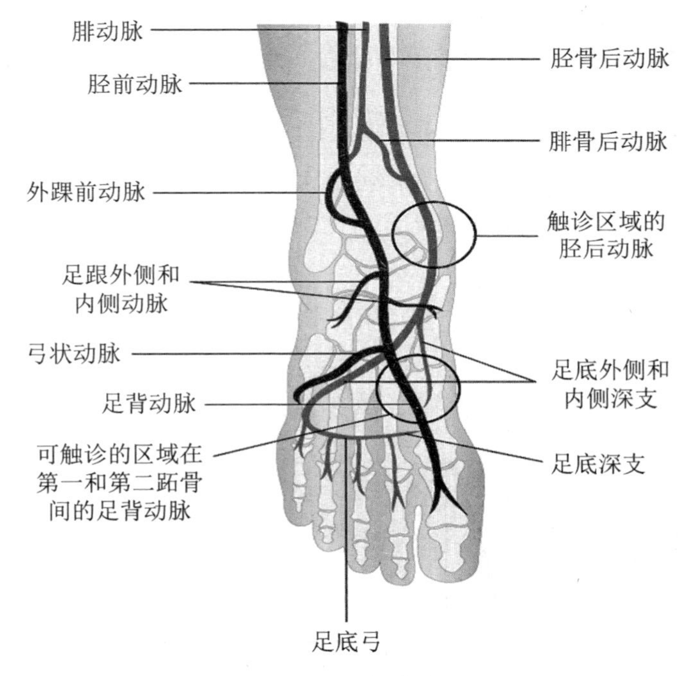

图 8.20　足部动脉解剖图

（二）ABI 的计算方法、结果分析及影响 ABI 结果的因素

1. ABI 的计算方法

该方法适用于单侧足背动脉、胫后动脉压较高者；双侧肱动脉压较高者。

2. ABI 的结果分析

(1) ABI 的正常比值：1.0～1.4 ；也有标准为 1.0～1.3。

轻度供血不足：＜0.9。

中度供血不足：0.5～0.7，跛行。

重度供血不足：0.3～0.5，静息痛。

极重度供血不足：＜0.3，足坏死。

ABI＞1.4，则应高度怀疑患者有下肢动脉钙化，需要做足趾血压测定。

（2）足趾血压指数（TPI）。

正常：TPI＞0.7。

临界值：TPI 0.65～0.7。

病变：TPI＜0.65。

3．影响 ABI 结果的因素

（1）探头位置不正确；血压测量不正确。

（2）对血管施压过大；血管反复加压，加压时间过长。

（3）血压袖带放气过快；血压袖带不合适。

（4）动脉硬化；心律不齐。

（5）患者焦虑；体位不舒服；准备不足。

（6）检测过程中探头移动过大；检测经验不足。

（7）超声耦合剂不足；多普勒探头不对。

六、多普勒波形和血流声音分析

心脏收缩期和舒张期的血流如图 8.21 所示。

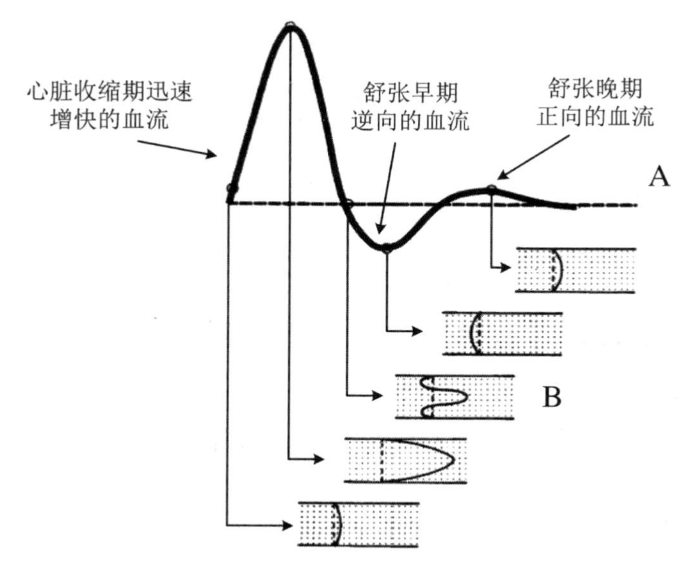

图 8.21　心脏收缩期和舒张期的血流

1. 多普勒波形分析

(1) 正常(normal):尖锐的上升支,三相波单元。如图8.22(a)所示。

(2) 轻度梗阻(mild obstruction):失去多相波单元。如图8.22(b)所示。

(3) 中度梗阻(moderate obstruction):单向波,波峰圆钝。如图8.22(c)所示。

(4) 严重梗阻(severe obstruction):波峰消失。如图8.22(d)所示。

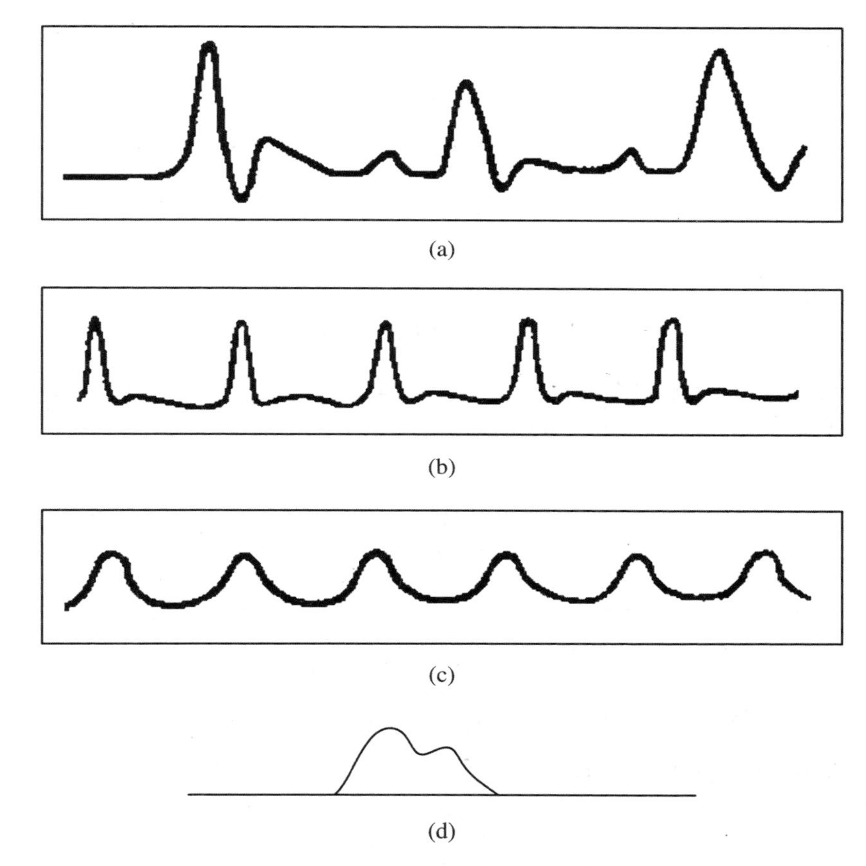

(a)

(b)

(c)

(d)

图8.22　动脉远端阻塞血流图

2. 多普勒血流声音分析

(1) 正常的外周动脉多普勒信号呈双向或三相:

第1声,大而快速的收缩期前向血流。

第2声,舒张早期较小的反向血流。

第3声,舒张晚期小而平坦、低速的前向血流。

在狭窄或闭塞的远端,典型的血流信号是低音调、单相的。多普勒信号消失提示该段动脉闭塞。

（2）血流动脉音和静脉音声音鉴别。

动脉音的特点：① 与心跳同步。② 有节奏的搏动声。

静脉音的特点：① 声音强度随呼吸节律改变。② 如吹风样声音。确保测量值为动脉压。

3．下肢血管血流波形图解析

（1）正常下肢大动脉多普勒检查的典型波形分为三个时相：第一时相为收缩期的主要正向血流时相，随后为反流时相，在下一个搏动周期开始前还有一个小的正向血流时相。如图 8.23 所示。

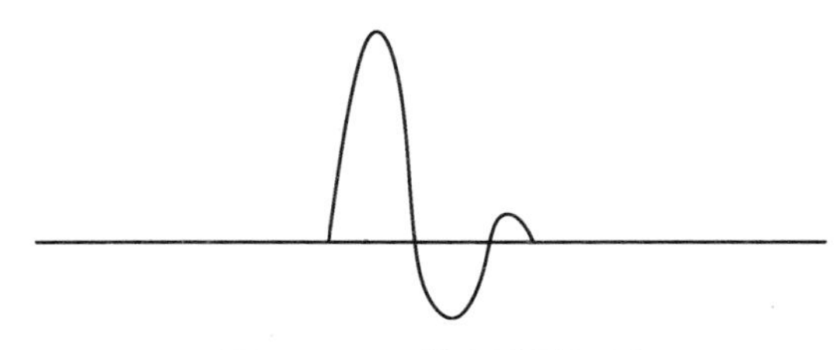

图 8.23　正常血流图示例

（2）动脉近端狭窄将会引起正常血流速度波形的改变，部分狭窄的波形主要表现为反流时相的减弱，而第三波正向血流消失。如图 8.24 所示。

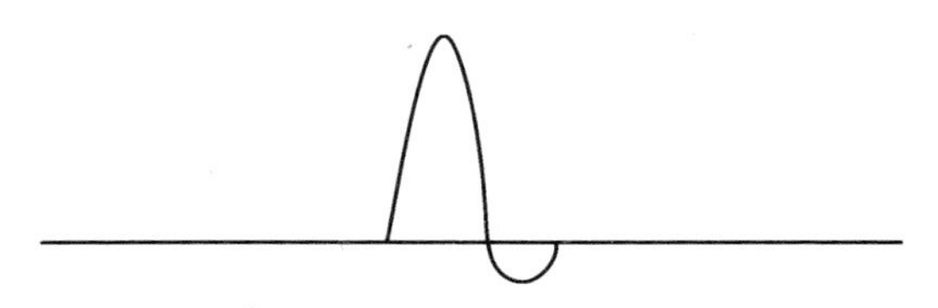

图 8.24　部分狭窄血流图示例

（3）随着动脉近端狭窄程度的增加，反向血流会逐渐消失，而成单相血流。同时第一时相的血流波形的上升支及下降支也会趋缓。如图 8.25 所示。

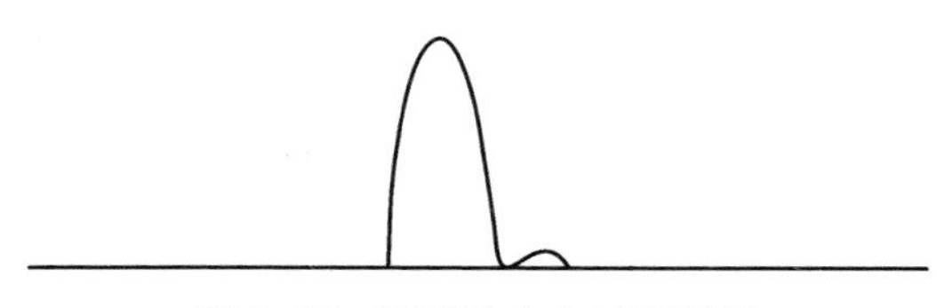

图 8.25　严重狭窄血流图示例

（4）动脉近端阻塞以及侧支循环时，其血流波形将表现为收缩时相的缓慢上升支，以及心脏搏动周期的持续低速血流。如图 8.26 所示。

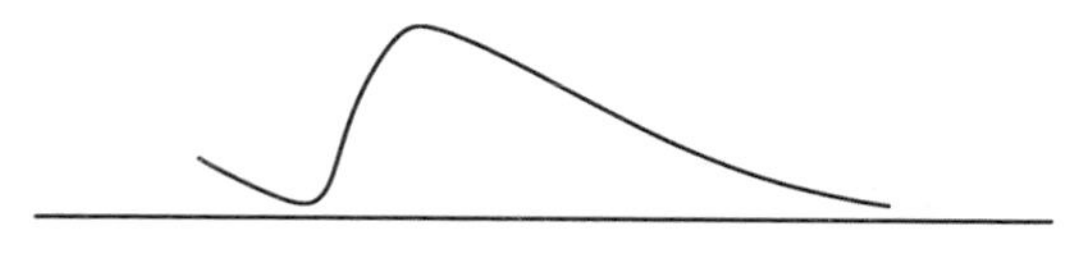

图 8.26　动脉阻塞血流图示例

(5) 动脉近端狭窄同时伴有远端阻塞时,波形在收缩下降支将出现肩峰改变。如果出现湍流,正向血流和反向血流可能会同时出现。如图 8.27 所示。

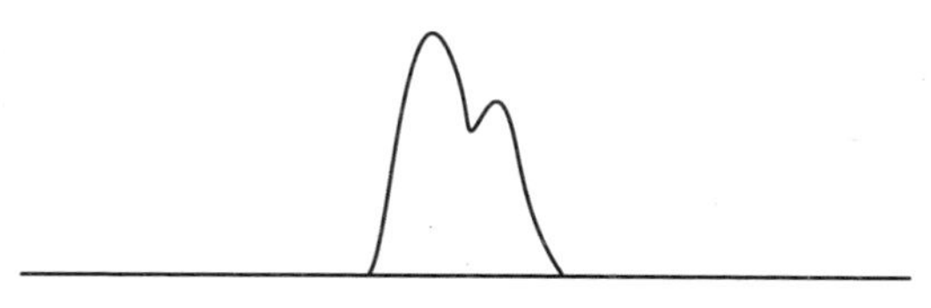

图 8.27　动脉远端阻塞血流图示例

七、注意事项

(1) 适应证:符合 1999 年 WHO 糖尿病诊断标准,2 型糖尿病病史超过 10 年,年龄大于 50 岁,吸烟,肥胖者。禁忌证:神志不清及精神障碍不能配合完成检查者。

(2) 检查前患者保持安静休息 15～20 min,室内温度应保持在 20～24 ℃。

(3) 评估重点:紫绀,受压部位发红,红斑;缺血导致皮肤及其附属器官改变,如皮肤指甲萎缩等;局部水肿情况。

(4) 检查中保护溃疡伤口,严格按规程进行操作,严防皮肤损伤的发生。

(5) 筛查操作者需要掌握统一的评分标准,避免人为因素影响评分结果。

(6) 掌握 ABI 值的意义。

八、多普勒血流仪的操作流程

多普勒血流仪的操作流程如图 8.28 所示,多普勒血流仪的使用如图 8.29 所示。

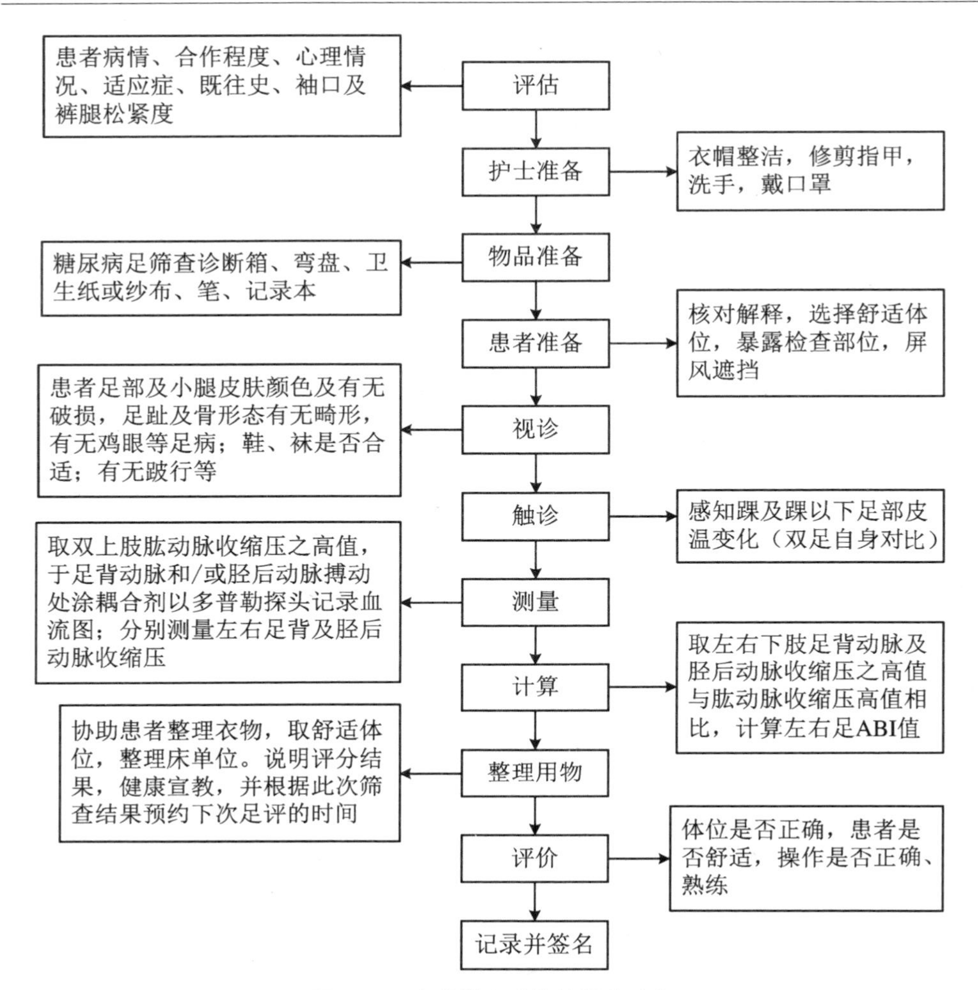

图 8.28 多普勒血流仪的操作流程

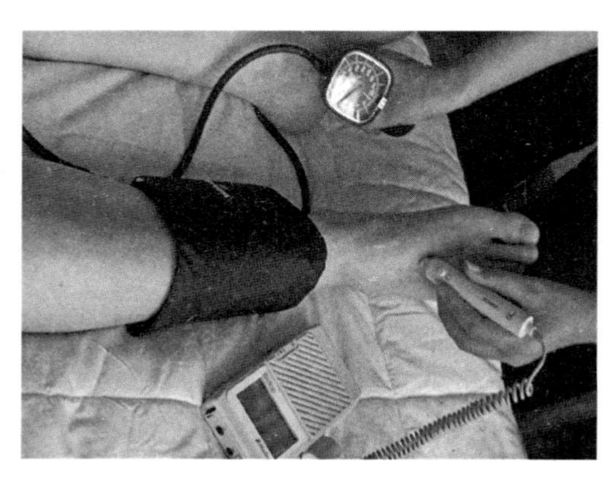

图 8.29 多普勒血流仪的使用

参考文献

［1］ 唐年亚，张岳．“脏虚络痹”识消渴［J］．中医临床研究，2015，7（1）：64-65．

［2］ 赵进东，刘剑，吴吉萍，等．方朝晖教授从脾诊治新诊断的2型糖尿病患者的临床经验［J］．山西中医学院学报，2016，17（2）：45-46，48．

［3］ 方朝晖，赵进东，石国斌，等．脾瘅（糖尿病前期）中医综合防治方案及其临床研究［J］．天津中医药，2014，31（10）：583-587．

［4］ 葛俊波，徐永健．内科学［M］．北京：人民卫生出版社，2015．

［5］ 杨孟，李兵晖．对比新旧糖尿病健康教育模式谈我国糖尿病教育的发展［J］．齐鲁护理杂志，2015，21（17）：56-58．

［6］ 高华．护理模式在糖尿病健康教育中的应用［J］．全科护理，2015，13（6）：493-495．

［7］ 侯思雨，沙永红，谢叶青，等．“医院-社区-家庭-个人”四位一体化糖尿病健康教育模式探究［J］．社区医学杂志，2015，13（1）：14-16，39．

［8］ 方春平，江慧玲，王大伟，等．健身气功八段锦对糖耐量低减的干预效果研究［J］．天津中医药，2014，31（10）：588-590．

［9］ 方春平，朱章志，江慧玲，等．健身气功八段锦对糖耐量低减患者心理健康的影响［J］．广州中医药大学学报，2014，31（5）：731-734．

［10］ 张丽琴，高艳军，李玉棉，等．滋阴通络汤配合中药穴位贴敷治疗糖尿病周围神经病变34例［J］．陕西中医，2013，34（9）：1216-1217．

［11］ 杜若，张健．艾灸足部反射区治疗0～Ⅰ级糖尿病足［J］．中医临床研究，2013，5（3）：40-41．

［12］ 管玉香，王姗姗，马梦楠．八段锦运动干预对2型糖尿病患者相关指标的影响［J］．护理学杂志，2012，27（19）：23-24．

［13］ 郑惠淑．关注新型糖尿病健康教育模式：看图对话［J］．中国疗养医学，2012，21（8）：724-726．

［14］ 牛鹏，王爱民，张玲，等．八段锦对2型糖尿病患者血糖控制效果的影响［J］．中华护理杂志，2012，47（8）：701-703．

［15］ 刘宇，霍然，来毅，等．健身气功·八段锦对社区2型糖尿病伴抑郁患者抑郁

症状及生活质量的影响[J].中国运动医学杂志,2012,31(3):212-217.
[16] 庄丽萍,吕崇山.糖尿病前期的中医病机分析[J].亚太传统医药,2009,5(4):5-6.
[17] 李兴海.健身气功·八段锦对2型糖尿病内皮依赖性血管舒张功能影响的研究[J].沈阳体育学院学报,2009,28(1):50-51,55.
[18] 潘华山.八段锦运动负荷对老年人心肺功能影响的研究[J].新中医,2008,40(1):55-57.
[19] 王耀光,刘连军,寇正杰,等.健身气功八段锦锻炼辅助治疗2型糖尿病疗效观察[J].中国运动医学杂志,2007(2):208-210.
[20] 于秀辰.中西医结合治疗糖尿病足[M].北京:人民卫生出版社,2009.
[21] 张艳丽.中医药治疗糖尿病足的辨证及用药规律研究[D].北京:北京中医药大学,2016.
[22] 梁勇东.中药涂擦新技巧[J].齐鲁护理杂志,2014,20(4):122.
[23] 王俊东,陈四萍.改进换药方法及药物在糖尿病足溃疡治疗的临床观察[J].中国社区医师(医学专业),2010,12(26):118.
[24] 程孝平,高建英,宋翠琴,等.糖尿病足溃疡中药换药及其护理[J].中国临床保健杂志,2010,13(4):442-443.
[25] 王长璐.中医外治治疗糖尿病足溃疡的临床研究[D].北京:北京中医药大学,2008.
[26] 薛英凯,薛景贤,姜伟,等.中药炎敌油治疗糖尿病足溃疡临床疗效研究[J].实用中西医结合临床,2007,7(6):25-26.
[27] 周涛.中西医结合治疗糖尿病足现状[J].中国中西医结合外科杂志,2005,11(5):444-446.
[28] 天津市中医医院,南开医院.中药换药方法介绍[J].天津医药,1976(10):515-516.
[29] 豆丁网.中药涂擦治疗法[DB/OL].http://www.docin.com/p-366250240.html,2012-03-20.
[30] 蓝月英,余月珍,唐丽清.耳穴埋豆对缓解一级糖尿病足引起脚趾疼痛的临床观察[J].北方药学,2014,11(9):92-93.
[31] 张娜,汪娅莉,冯虹,等.电针联合耳针治疗2型糖尿病203例临床观察[J].中医杂志,2013,54(18):1558-1561.
[32] 谢丽梅,林丰兰,许闽.耳穴敷贴法施护糖尿病周围神经病变的疗效观察[J].临床护理杂志,2013,12(4):15-16.
[33] 唐永忠.中医护理学基础[M].北京:中国中医药出版社,2012.

[34] 孙庆贺,孙凤英.七叶洋地黄双苷滴眼液与眼部按摩治疗视频终端视疲劳的效果[J].国际眼科杂志,2015,15(5):859-862.

[35] 黄文刚.中药熏蒸联合眼部穴位按摩改善视疲劳症状的疗效观察[J].中国中医眼科杂志,2014,24(4):251-254.

[36] 金茹娜,吴丹巍.健康宣教联合眼部中药熏蒸穴位按摩防治视频显示终端视疲劳[J].中国医药指南,2014,12(11):1-2.

[37] 徐桂华,刘虹.中医护理学基础[M].北京:中国中医药出版社,2012.

[38] 梁晓春,吴群励.糖尿病家庭医学全书[M].北京:北京出版社,2015.

[39] 彭英,廖色青,李利容,等.穴位按摩联合中药沐足对糖尿病患者周围神经病变的效果观察[J].中国医药科学,2014,4(14):82-84,87.

[40] 杨美丽,付利霞,王阿静.放松训练对2型糖尿病并抑郁症临床疗效观察[J].昆明医科大学学报,2014,35(7):125-127.

[41] 王彩萍,王文锐.解毒泻浊中药保留灌肠治疗糖尿病肾病肾功能不全疗效观察[J].浙江中西医结合杂志,2013,23(8):620-621.

[42] 陈杏梅.个体化健康教育配合足部穴位按摩对0级糖尿病足的护理干预[J].临床医学工程,2011,18(12):1954-1955.

[43] 丁明明,陈文莉,戴益辉,等.简述中药热奄包的临床应用近况[J].江西中医药,2019,50(8):72-74.

[44] 金秀萍,王云霞.中药热奄包的安全问题与护理对策[J].当代护士(下旬刊),2019,26(3):19-20.

[45] 靳方,苗海东.自制中药热奄包改善糖尿病血液透析患者胃轻瘫的护理观察[J].西部中医药,2017,30(9):131-132.

[46] 梁彩云,谢日升,徐文伟,等.中药热奄包治疗糖尿病性胃轻瘫疗效观察[J].新中医,2015,47(7):92-94.

[47] 申桂莲.糖尿病胃肠功能紊乱性腹泻患者运用自拟升阳止泻汤联合中药热奄包的临床疗效观察[J].山西医药杂志,2015,44(8):913-915.

[48] 赵明权.加味四神丸联合中药热奄包治疗糖尿病性腹泻32例[J].中医研究,2012,25(7):43-44.

[49] 张文静,田如珍.糖尿病周围神经病变的中西医结合护理[J].贵阳中医学院学报,2008,30(5):50-52.

[50] 池建淮,胡慧.中医护理学基础[M].北京:人民卫生出版社,2014.

[51] 孙秋华.中医护理学[M].北京:人民卫生出版社,2012.

[52] 张梓威.音乐治疗及心理疗法辅助治疗在2型糖尿病中的应用[J].中国医药科学,2011,1(18):150-151.

[53] 郭俊,陈莉明,常宝成,等.大黄为主中药灌肠治疗2型糖尿病肾病的研究[J].临床荟萃,2011,26(18):1595-1598.

[54] 武义华,章合生,张星辰,等.中药足浴、足底穴位按摩及护理干预对早期糖尿病足的疗效观察[J].护士进修杂志,2010,25(7):604-606.

[55] 张涛静,高彦彬,赵迪,等.糖络宁配合穴位按摩治疗糖尿病性周围神经病变的临床研究[J].疑难病杂志,2007,6(7):398-401.

[56] 赵莉,孙月吉,刘启贵,等.音乐放松疗法对糖尿病视网膜病变患者生活质量的干预效应[J].中国临床康复,2005,9(28):50-53.

[57] 苏晓清,胡汝贤,李建华,等.诱导放松与音乐疗法用于2型糖尿病患者治疗的临床观察[J].江西医药,2003,38(6):418-420.

[58] 朱熊兆,龚耀先,姚树桥.放松训练对2型糖尿病患者淋巴细胞因子的影响[J].中国临床心理学杂志,2001,9(3):170-172.

[59] 魏立民.七色瑜伽糖尿病患者的养生之道(一)[J].糖尿病新世界,2010(1):56-57.

[60] 黄惠香,黄媛,张亚娟,等.胰岛素输注系统及动态血糖检测系统治疗2型糖尿病的护理体会[J].湖南中医杂志,2016,32(8):150-153.

[61] 马青,康春鹏.胰岛素泵在糖尿病治疗中的疗效分析[J].临床医学研究与实践,2016,1(14):50.

[62] 尹立松,吴水才,刘忠英.一种新型多普勒血流仪的研制[J].北京生物医学工程,2013,32(4):380-386.

[63] 杨小杰.激光多普勒血流仪在微循环实验和教学中的应用[J].中国现代药物应用,2013,7(9):188-189.

[64] 王玉珍,许樟荣.糖尿病足病的诊断与治疗进展[J].实用老年医学,2013,27(4):276-279.

[65] 中华医学会糖尿病学分会.中国2型糖尿病防治指南(2017年版)[J].中华糖尿病杂志,2018,10(1):4-67.

[66] 仝小林,刘喜明,魏军平,等.糖尿病防治中的中医药使用指导[J].糖尿病天地(临床),2016,10(3):132-135.

[67] 纪立农,郭晓蕙,黄金,等.中国糖尿病药物注射技术指南(2016年版)[J].中华糖尿病杂志,2017,9(2):79-105.

[68] American College of Sports Medicine. ACSM's guidelines for exercise testing and prescription[M]. Lippincott Williams & Wilkins, 2013.

[69] 安徽中医药大学第一附属医院.消渴病(2型糖尿病)中医护理方案[J].中医药临床杂志,2013,25(9):841-845.

[70] 赵芳,周莹霞.糖尿病临床实用手册[M].天津:天津科学技术出版社,2015.